パーキンソン病の真実

ある脳神経内科医の確信

北田徹
KITADA TOHRU

幻冬舎MC

巻頭付録

本書の理解を深めるために、重要な図版を巻頭にまとめました。パーキン遺伝子の病態仮説のイラストや実際の病理標本、遺伝子登録情報などを収録しています。

図1-A　基質蛋白質分解不全説の図

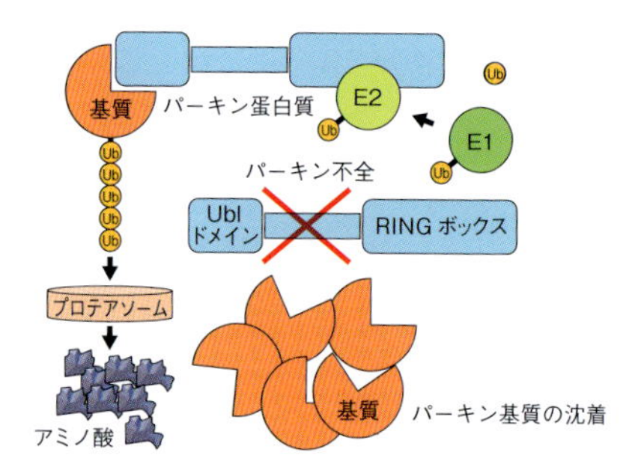

図1-B　異常ミトコンドリア分解不全説の図

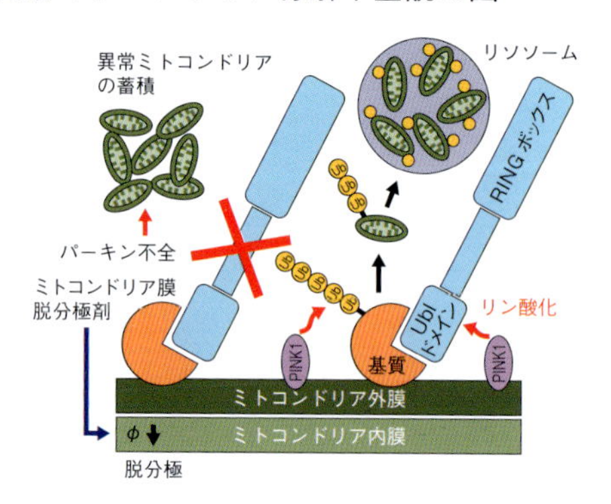

図1-C　Kitada-Haque仮説

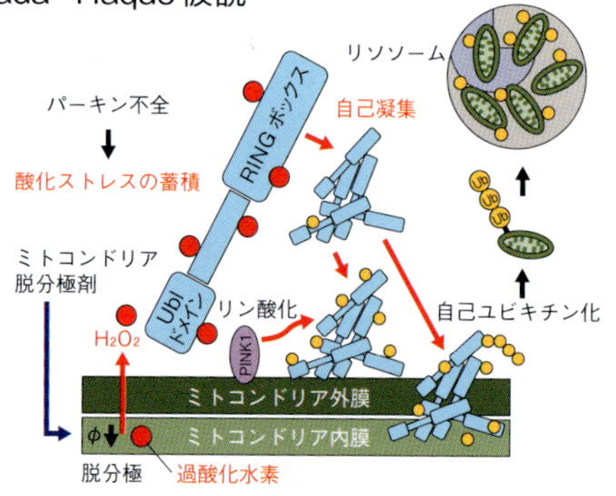

図2　Parkinと過酸化水素の推測される反応（文献37、68）

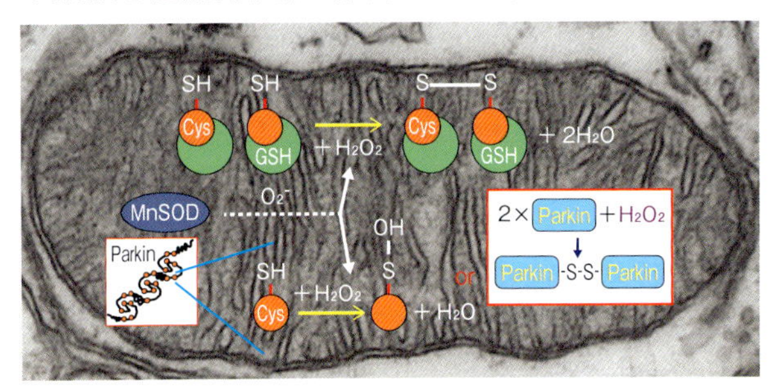

Cys : Cysteine　GSH : Glutathione　MnSOD : Manganese superoxide dismutase

図3　山村安弘博士から頂いたパーキン遺伝子変異患者黒質病理標本

パーキン遺伝子を発見した際に頂いた患者中脳黒質の免疫組織化学染色標本。山村博士は神経内科医として、また神経病理学者としてもパーキンの臨床病理研究に貢献をされた。

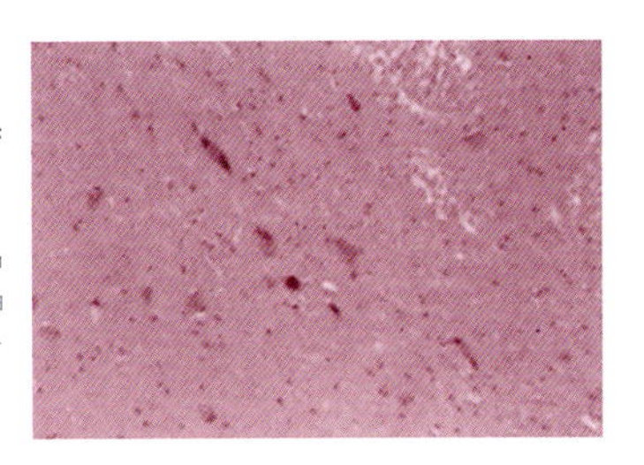

図4　Parkin不全による３つの病態生理

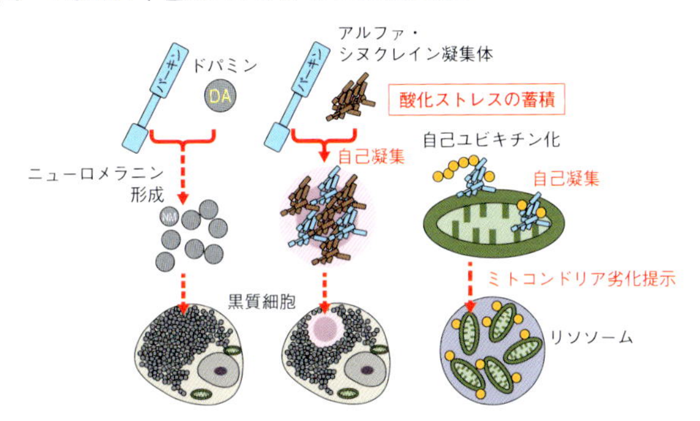

パーキン不全による異常ミトコンドリア蓄積説では病理学的所見の説明は難しいものの、パーキンが優れた酸化還元分子であり、酸化ストレス（過酸化水素）と直接反応し減じることや、ドパミンやその代謝産物と反応し解毒し、自らは難溶性凝集体となり、ミトコンドリアに蓄積したり、黒質メラニンの形成に関与したりすることにより、選択的細胞死(黒質と青斑核)を含めたパーキンの神経病理をうまく説明できる。パーキンは孤発型の病理学的hall markであるレビー小体にも凝集体として豊富に存在する。

巻頭付録1　パーキンのGenBank遺伝子登録情報（一部抜粋）（文献34）

GenBank

Homo sapiens parkin mRNA for Parkin, complete cds

GenBank: AB009973.1

FASTA　Graphics

Go to:

LOCUS　AB009973　2960 bp　mRNA　linear　PRI 19-APR-2011
DEFINITION　Homo sapiens parkin mRNA for Parkin, complete cds.
ACCESSION　AB009973
VERSION　AB009973.1
KEYWORDS　.
SOURCE　Homo sapiens (human)
ORGANISM　Homo sapiens
Eukaryota; Metazoa; Chordata; Craniata; Vertebrata; Euteleostomi;
Mammalia; Eutheria; Euarchontoglires; Primates; Haplorrhini;
Catarrhini; Hominidae; Homo.
REFERENCE　1
AUTHORS　Kitada,T., Asakawa,S., Hattori,N., Matsumine,H., Yamamura,Y.,
Minoshima,S., Yokochi,M., Mizuno,Y. and Shimizu,N.
TITLE　Mutations in the parkin gene cause autosomal recessive juvenile
parkinsonism
JOURNAL　Nature 392 (6676), 605-608 (1998)
PUBMED　9560156
REFERENCE　2 (bases 1 to 2960)
AUTHORS　Shimizu,N., Kitada,T. and Asakawa,S.
TITLE　Direct Submission
JOURNAL　Submitted (22-DEC-1997) Contact:Nobuyoshi Shimizu Keio University
School of Medicine, Department of Molecular Biology; 35
Shinanomachi, Shinjuku-ku, Tokyo 160-8582, Japan
COMMENT　See the following web page (a special note) for more detailed
information:

巻頭付録2　遺伝子診断用プライマーの塩基配列

エクソン	プライマー	Forward (5'-3')	Reverse (5'-3')	PCR産物 (bp)
1	Ex1	GCGCGGCTGGCGCCGCTGCGCGCA	GCGGCGCAGAGAGGCTGTAC	112
2	Ex2	ATGTTGCTATCACCATTTAAGGG	AGATTGGCAGCGCAGGCGGCATG	308
3	Ex3	ACATGTCACTTTTGCTTCCCT	AGGCCATGCTCCATGCAGACTGC	427
4	Ex4	ACAAGCTTTTAAAGAGTTTCTTGT	AGGCAATGTGTTAGTACACA	261
5	Ex5	ACATGTCTTAAGGAGTACATTT	TCTCTAATTTCCTGGCAAACAGTG	227
6	Ex6	AGAGATTGTTTACTGTGGAAACA	GAGTGATGCTATTTTTAGATCCT	268
7	Ex7	TGCCTTTCCACACTGACAGGTACT	TCTGTTCTTCATTAGCATTAGAGA	239
8	Ex8	TGATAGTCATAACTGTGTGTAAG	ACTGTCTCATTAGCGTCTATCTT	206
9	Ex9	GGGTGAAATTTGCAGTCAGT	AATATAATCCCAGCCCATGTGCA	278
10	Ex10	ATTGCCAAATGCAACCTAATGTC	TTGGAGGAATGAGTAGGGCATT	165
11	Ex11	ACAGGGAACATAAACTCTGATCC	CAACACACCAGGCACCTTCAGA	303
12	Ex12	GTTTGGGAATGCGTGTTTT	AGAATTAGAAAATGAAGGTAGACA	255

1997年の年の瀬も押し迫る12月末日、発見した遺伝子の相補的DNA（cDNA）と12個のエクソンを3人の連名でGenBankに登録した（巻頭付録1）。S教授は何を考えてこの日に、なぜ、このメンバーで登録したのか？　まさか、ご自身が身罷ったあとの牽制をも考えていたのか（発見者は誰なのか）？　いずれにせよ、この日が公的な遺伝子発見の年となった。この図は12個のエクソンをPCR（Polymerase Chain Reaction）法で増幅し、シークエンサーで塩基配列を解読するために私が設計したプライマー・セットである。これにより本遺伝性パーキンソン病の遺伝子診断が可能となり、現在世界中で使用されている。

パーキンソン病の真実

～ある脳神経内科医の確信～

はじめに

まず、「北田徹」って何者？　どこかの医大の教授でもなさそうだし、所属のOtawa-Kagakuも怪しい（英語表記も怪しい）、とお思いでしょう。そこで、著者の略歴から紹介させていただきます。私は医学部卒業後、東京の私立医大の脳神経内科で神経学のトレーニングを受け、専門医を取得し、パーキンソン病をはじめとする神経変性疾患の臨床に特に力を入れてきました。

同時に大学で家族性パーキンソン病の遺伝子同定を研究課題とし、慶應大学分子生物学教室（当時、清水信義教授）に国内留学。1997年に世界初の常染色体劣性遺伝型パーキンソン病の原因遺伝子の同定に成功し、上記教室の他の2人の先生とともに遺伝子バンク（GenBank）[1)] に遺伝子配列［正確には相補的DNA（complementary DNA = cDNA）と12個のエクソンの同定：巻頭付録1］[2)] の登録を行いました（3人の連名にて

1）GenBank（ジェンバンク）：National Center for Biotechnology Information（NCBI＝米国生物工学情報センター）が蓄積および提供している世界的な公共の塩基配列データベース。新規の遺伝子が発見されると、このデータベースに発見者により登録される。

2）エクソン（Exon）／イントロン（Intron）とメッセンジャーRNA（リボ核酸、ribonucleic acid）：遺伝子の実態であるDNA（デオキシリボ核酸、deoxyribonucleic acid）は4つの塩基配列の組み合わせからなり、蛋白質をコードする領域であるエクソンと、最終的なアミノ酸配列をコードしないイントロン領域とからなる。

メッセンジャー・リボ核酸（messenger ribonucleic acid、mRNA）は蛋白質合成過程でリボソームによって読み取られる遺伝子配列に対応する一本鎖リボ核酸分子

発見)。この新規遺伝子を私はパーキン(parkin、遺伝子シンボルPARK2)と名付けました。研究成果については、翌年1998年に私が筆頭著者の論文をNature誌に発表しています。

その後、この遺伝子産物であるパーキン蛋白の働きと、その変異による神経細胞死のメカニズムに興味を持ちますが、古巣に戻るも、本邦での研究からは徹底的に排除され、断腸の思いで海外に研究の場を求めることになります。米国のボストン、カナダのオタワ、そして今は中東のUAEU(United Arab Emirates University = アラブ首長国連邦大学)の研究グループと、場所は変われども、30年近く研究魂は変わることなく、途中何度か研究断念の危機はありましたが、パーキンをメインにパーキンソン病の研究を続けています。

そしてアカデミアの世界から完全に追われた今は、皮肉なことに、(世界初の?)パーキンソン病専門の「研究」コンサルタントとして、人生の中でやっと自分のやりたいことをやっているところです。

なお、主に外国の研究機関を対象にコンサルタントをしているので、社名(個人事業)は英語表記です。極めて変わった民間医学研究者です。

私が本書を上梓した理由は、四半世紀以上に及ぶパーキンソン病専門の臨床医・研究者として得た知識・経験・研究成果を

である。RNAスプライシングの過程で蛋白質をコードする領域であるエクソンのみが残り、成熟mRNAとなる。

世間に還元し、私が確信する、できるだけ進行を抑えるための方法論を伝えたかったからです。

かつて病気の原因解明や治療法の開発は、まず疾患の病理・病態を理解し、次に分子生物学的・細胞生物学的手法を用いて分子および細胞レベルでの病態解明をしていくのがオーソドックスな研究スタイルであり、その解明の流れから大きく外れることはありませんでした。

残念ながら現代は、権威者が病理学・生理学などの基礎医学を軽視し、病気に対する深い理解や考察がないまま、部分的な分子生物学・細胞生物学的手法のみで自分たちの仮説に都合の良い実験条件を設定し、実験の「再現性」を担保するものの、結果として真実からかけ離れた方向に向かう仮説を作ることが少なくありません。

ここでの再現性とは「本来自然界に認められるものの再現」とは異なる、実験者にとって都合の良い再現性を決めることに他なりません。設定条件を変えることによって実は結果も変わってしまうのです。

実際筆者が研究者としてスタートした時期、つまり家族性パーキンソン病の最初の遺伝子クローニングの時代である30年前から、分子生物学的・細胞生物学的手法による研究成果が金科玉条のようなものとなり、結果、特に大学医学部ではインパクトの強いストーリー先行の論文が量産され、真の病因とは似ても似つかぬ間違った方向へと一部パーキンソン病研究が進んでしまったのです。木を見て森を見ずの有様です。そして私が名付けたパーキン遺伝子がまさにその典型例でした。

本稿では、このパーキン遺伝子についてなぜ真実とは異なる研究結果が垂れ流され、結果として病気に苦しむ人々を一喜一憂させながら、その都度がっかりさせることになってしまったのか、また、病期を少しでも遅らせることのできる方法があるのだろうかという問いに、私なりに答えたいと思います。

私の研究モットーは「真実は必ず明らかになる。フェイク（誤った研究仮説）はいずれ暴かれる」であります。そして「研究を絶対に諦めないこと」です。私自身は努めて、時間がかかっても一つ一つ事実を積み上げ、パーキン蛋白の本当の機能解明に従事してきたと自負しています。

そこで、今の時点で病勢を抑えることができそうな実践可能な方法論を議論したいと思います。いや、むしろ治療というより予防医学または未病医学の観点から、特にグルタチオンとポリフェノールを例にとって、それらがパーキンソン病にどのように影響するかに焦点を当てます。

他にも、私が本書を今だからこそ書いておこうと思った理由がいくつかあります。それは、パーキンソン病の未来の研究や治療法の開発に向けての「憂い」と「私の義務感」に依拠するものです。詳細は他項にて紹介させていただきます。

なお、本書は、第１章を除いてエッセイ式に文書をしたため、かき集めたものです。各項の中に、他項と重複する内容や表現があるかもしれませんが、お許しください。むしろ、これらの重複は私が強調したい点とご理解いただけますと幸甚です。

また、一般読者の方には難解と思われる科学的議論や説明が多々あるかと思います。本書の意図は、これらすべてを理解していただくことではありません。ただ、専門的議論のもとに、さまざまな見方・意見があり、その中で真実を見つけていくことの努力がさまざまな研究者によって行われていることを知っていただければ十分で、全体的な流れをご理解いただければ本書の目的は果たしたと考えます。

真実を見つけることは簡単ではありません。次から次へと大発見が続くような研究室や機関があるとすれば、その研究の内容をよく吟味する必要があることをご理解いただけると思います。

目　次

第 2 章

なぜパーキンソン病が起こるのか（現代医学に浸透する通説）「パーキン」を取っかかりにした、パーキンソン病発症の原因究明

第 3 章

原因遺伝子発見に寄与した私の考えるパーキンソン病の真実

第5章

数奇な研究者人生

第 1 章

パーキンソン病の基礎知識

患者様や一般の読者を対象としたパーキンソン病に関するわかりやすい良書はたくさん刊行されていますので、本書ではパーキンソン病に関する基礎知識に一通り触れるに留めます。一方、1800年代にまで遡る疾患の歴史や病因論に関しては、本書で少し踏み込んで概説したいと思います。

パーキンソン病とは

パーキンソン病は振戦（ふるえ）、筋固縮（筋肉の緊張度が増す）、動作緩慢（動作が鈍くなる）を３徴とし、さらに姿勢反射障害（転倒しやすくなる）を含めて４徴とする運動障害が主症状の神経変性疾患です。

運動症状の他に、嗅覚の低下、便秘、発汗異常、頻尿、起立性低血圧、易疲労性、むずむず脚症候群、睡眠障害、また不安、うつ、アパシー（意欲や感情の低下）、認知障害、幻覚などの精神症状といった非運動症状が起こることもあります。

これらの運動症状は錐体**外路**症状とも呼ばれます。注意すべきは「錐体路」と「錐体**外路**」の違いです。「錐体路」は大脳皮質から始まる運動神経伝達路をいい、ここに障害が生じると症状として麻痺が起こることがありますが、パーキンソン病ではこのような麻痺は来しません。

これに対し「錐体**外路**」はこの錐体路以外の運動の指令を遂行するための経路の総称で、大脳深部の基底核を中心とする複雑な経路であり、運動全体の調節をしています。この協調がうまくいかないとパーキンソン病で見られるような運動症状が起こります。

そして、その運動の調節を指示しているのが「ドパミン(dopamine)」と呼ばれる神経伝達物質です。中脳黒質のドパミン産生神経細胞で作られたドパミンが、大脳基底核の主要な構成要素である線条体に送られます。さらに線条体から運動調節の指令が大脳皮質へ伝わり、全身へ運動の指令が伝達されます。

黒質神経細胞の減少による線条体でのドパミン不足（別の神経伝達物質アセチルコリンが相対的優位になる）が病気の本態と考えられます。

パーキンソン病は中年以降での発症が多く、高齢になるほど発症率および有病率が増加し、日本では有病率は10万人に100人～150人、65歳以上では10万人に1000人くらいです。40歳以下で発症することもあり、若年性パーキンソン病と呼ばれますが、家族性の場合もあります。

多彩な症状と進行の度合い

前記の４大症状であっても、それぞれの症状の出現時期、出現部位、症状の程度は、患者様によってさまざまで、すべての症状がそろうのにも個人差があり、また、そろわない場合もあります。運動症状に加え、多彩な非運動症状がさまざまなタイミングでさまざまな程度で加わってきます。運動症状の出現前にいくつかの非運動症状が見られることがよくあります。

従って、患者様の数だけ症状と進行度があり、まさにオーダーメイドの対応が必要となります。診断に苦慮することも少なくありません。他のパーキンソン症候群（パーキンソニズム、parkinsonism）との鑑別が鍵となってきます。

現在はパーキンソン病に効果のある治療薬があり、長期にわたって良好な状態に保つことができます。そのためにも、早期の正確な診断と治療の開始が肝要です。熟達した専門医や医療機関に早期に相談することをお勧めいたします。

症状はさまざまですが、重症度はホーン・ヤール（Hoehn & Yahr）の分類によっておおまかに5段階に分けられます。

［ホーン・ヤールの分類］

Ⅰ度：症状は軽く、体の片側だけに限られます。

Ⅱ度：両側に症状が現れ始めます。日常の生活や仕事がやや不便になります。

Ⅲ度：方向転換のとき転びやすくなります（姿勢反射障害の出現）。生活に制限が出てきますが、自力での日常生活は可能です。

Ⅳ度：立ち上がる、歩くなどが難しくなります。生活のさまざまな場面で、介助が必要になることがあります。

Ｖ度：立ち上がる、歩くことが困難になり、車いすが必要になります。日常生活にも介助が必要になります。

診断１　パーキンソン症候群との鑑別

「パーキンソン症候群」とはパーキンソン病と運動症状が似ていますが、パーキンソン病とは異なる疾患群を指します。例えば、他の変性疾患（多系統萎縮症、進行性核上性麻痺）、脳血管障害、薬剤性、精神疾患、正常圧水頭症などが挙げられます。脳梗塞によるパーキンソニズムは頻度が高いようです。

パーキンソン病はＬ-ドパ製剤でドパミンを補充することで症状の改善が期待できますが、これらの疾患はそれぞれ原因が異なりますので、Ｌ-ドパ製剤の効果は見込めないことが多く、それぞれの原因に基づく治療が必要となってきます。

脳梗塞によるパーキンソニズムの場合、脳梗塞のさらなる発症を抑えるために血小板を抑制する薬剤が使われることが多くあります。薬剤性であれば、原因薬剤を中止することが第一選択となります。正常圧水頭症は脳脊髄液が脳室内に過剰に溜まって脳を圧迫するために起こるので、脳外科的治療で圧迫を減じることで、症状の改善が期待されます。

パーキンソン症候群を呈する疾患を鑑別し、正確な診断ができるよう注意を払う必要があります。また、臨床症状だけでなく、これらの鑑別にはさまざまな補助診断が必要になることがあります。

診断2　補助診断

パーキンソン症候群との鑑別に用いられる補助診断について紹介いたします。

頭部CTやMRI検査を行うことで、脳血管障害や脳腫瘍、特徴的な画像所見を示す他の変性疾患などの病気の可能性を除外します。

核医学検査として、［^{123}I］MIBG心筋シンチグラフィーと呼ばれる、心臓の交感神経節後線維の状態を調べる検査を行う場合があります。パーキンソン病の患者様では、この薬剤の取り込みが低下していることが知られています。パーキンの遺伝子変異のある患者様では、心臓交感神経が保たれ、MIBGの集積は正常であったという報告があります。

［^{123}I］β-CITシンチグラム、いわゆるドパミン・トランスポーター（DAT）イメージングは、黒質線条体のDATを画像化し、ドパミン神経の脱落の程度を評価する検査です。パーキンソン病やレビー小体型認知症の早期診断や、他疾患との鑑別に期待されます。

認知症を来すパーキンソン症候群としてはレビー小体型認知症、アルツハイマー病、大脳皮質基底核変性症などがあり、脳血流パターンを解析する［^{123}I］IMP脳血流シンチグラムが、種々の認知機能検査とともに、これらの疾患とパーキンソン病との鑑別に用いられることがあります。

パーキンソン病では、便秘、嗅覚低下、レム睡眠行動異常が高頻度で見られ、嗅覚障害は90％の患者様に認められるという報告もあり、**補助診断と組み合わせることが、他疾患との鑑別や早期発見に有用と考えられます。**

平山正明博士によれば（文献1）、パーキンソン病に罹患された方の臨床経過を辿っていくと、運動症状が発症する20年前から便秘、10年前から悪夢やレム睡眠行動異常、5年前からうつ症状が始まる傾向があるということです。レム睡眠行動異常では、無意識のうちに大声で寝言を言う、奇声を発する、蹴るような暴力的な体動があるなどが特徴的です。

これらの早期の非運動症状の出現は、アルファ・シヌクレイン（α-synuclein, α-syn）の病理（文献2、3）が末梢の鼻粘膜や消化管から発症し、末梢神経を上行し、脳幹部から大脳半球へ上行するというBraakらの病理学的仮説と一致します（文献4、5）。孤発型（＝遺伝性のない）パーキンソン病の特徴的病理像としてレビー小体（Lewy body）と呼ばれる細胞内封入体が観察されますが、その主要構成成分はα-synであることが判明しています[3]（文献2、3）。

3）アルファ・シヌクレイン（α-synuclein, α-syn）：α-synは1997年、最初に発見された家族性パーキンソン病の原因遺伝子である（遺伝子シンボルPARK1：文献2）。遺伝子産物は140個のアミノ酸からなり、中枢神経のシナプスに豊富に存在する。また孤発型パーキンソン病の神経細胞内に見られる封入体であるレビー小体（Lewy body）の主要構成成分であることが判明した（文献3）。凝集化したα-synは細胞毒性を持つ。

診断3 バイオマーカー（biomarker）

近年、パーキンソン病の診断法・治療法の応用として種々のバイオマーカーが注目されており、補助診断としての利用が期待されます。バイオマーカーとは、ある疾患の有無や、進行状態、治療の効果を示す目安となる生理学的指標や生体内物質のことです。

孤発型パーキンソン病の脳病理から、レビー小体の主要構成成分であるα-syn蛋白の異常蓄積が、運動症状の出現以前から始まっていることがわかってきています。

こうした運動症状出現前の段階の病理変化を感知するバイオマーカーが開発されれば、早期の診断と治療が可能になるのではと期待されます。髄液中、そして最近では血液中の微量のα-synの量や構造変化をバイオマーカーとして応用できないか、盛んに研究が行われています。すでにパーキンソン病の診断がついている（または疑い）ならば、このバイオマーカーが補助診断として、さらなる確定診断や治療の効果判定に役立つ可能性があります。

α-syn seed amplification assays（SAAs）は病的なα-syn・シード（α-synの病的な構造を持つ凝集体）を検出する方法ですが、このSAAs法がさらに改良され発展したことにより、血液からも検出可能となっています（文献6）。

いずれの研究グループでもα-syn病理群（パーキンソン病

やレビー小体型認知症など）でのα-syn・シードの検出率は90～95％前後くらいと高く、対照群の10％前後と比べても有意に高い結果となっています。

こうしたマーカーの評価ですが、検査がどれくらい正しいかを示す値として「感度」と「特異度」を組み合わせて使われます。「感度」は病気の人を検出する力を示し、「特異度」は、病気でない人を検出する力を示します。両方の値が高いほど優れた検査方法といえます。

感度が90％とは、パーキンソン病と診断された100人のうち90人を「陽性」と正しく診断できたということになります。特異度が80％とはパーキンソン病でない100人のうち80人を「陰性」と正しく判断できたということです。目指すべきは100％です（現実には難しいですが）。

感度が90％というと高いような印象ですが、10％は病気なのに病気でないという検査結果（偽陰性）が出たことになります。こうした方は、発症前に検査で陰性と出ても将来パーキンソン病を発症してしまうことになります。

また特異度が80％の場合、20％は病気でないのに病気だという検査結果になります（偽陽性）。つまり、本来パーキンソン病を生涯発症することのない方に、発症前診断で結果が陽性と出てしまうことになるのです。早期の介入（発症前の治療）まで行われたらご本人にとって大変不幸なことになってしまいます。

世界中でも稀な優性遺伝型のα-syn遺伝子変異家系のよう

な発症が必発の場合は、積極的に早期介入してもよい**例外**といえるかもしれません。

また発症10〜20年前の基準値が、発症時のものと同じでよいかという議論もあるでしょう。Braakの仮説が正しければ、10〜20年前の血中のシードはさらに少ないか、存在しない可能性もあります。

いくつかのバイオマーカーを組み合わせ、診断率を100%に近づけることは当然必要ですが、100%にならなくても早期介入することは可能でしょうか？

発想を転換する必要があるかもしれません。

パーキンソン病の発症は中高年期以降が多いので、体の末梢にα-synが溜まり始めるのは30〜40代くらいでしょうか？ パーキンソン病だけをターゲットにしたスクリーニング法が確立されたとして、この年代でどれくらいの方が高額のオプションの検査を受けてくださるでしょうか？　また便秘や嗅覚の低下でパーキンソン病を疑い、専門医受診に辿り着く方がどれだけいるでしょうか。

腫瘍マーカーと同じような形で、1種類でも信頼のおける廉価なバイオマーカーが開発されて人間ドックのオプションに入れば、ある程度の数の方が選択するかもしれません。

他方、予防医学・未病医学の立場から、α-synの増加や凝集、伝播を抑えてくれるような、薬というよりもサプリメントに近いもの、しかも、それが健康増進薬として、アルツハイマー病や癌、糖尿病、生活習慣病と共通の基盤を持つリスクを下げるものであれば、若い時期から飲んでみようと考える方も多いのではないでしょうか。

その場合、100%の診断率にこだわる必要はないでしょう。

実はパーキン蛋白は、そのヒントを与えてくれる気がします。

一般的な治療法

パーキンソン病の本態が原因不明の黒質神経細胞の変性であり、そこで産生されるドパミンの枯渇であることから、治療の基本はドパミンを外から補充する内服療法が主体となります。

早期のパーキンソン病の治療は、L-ドパ、ドパミンアゴニスト、モノアミン酸化酵素B（MAO-B）阻害薬のいずれかで開始されることが多かったのですが、その高い効果や安全性から近年ではL-ドパを最初から開始するのがゴールドスタンダードとなっています。

ドパミンは脳へ移行しないため、その前駆体であるL-ドパが使用され、脳内でドパミンとなります。また末梢でのL-ドパからドパミンへの代謝をブロックし、L-ドパの必要量を減らすと同時に消化器症状も減じる末梢性ドパ脱炭酸酵素阻害薬（カルビドパなど）が配合されたりします。

L-ドパ開始から5年くらいまでは、多くの場合安定した日常生活を送ることができます。しかし、やがてL-ドパの薬効が短くなるウェアリングオフや、体がくねくねと動くジスキネジアなどの運動合併症、さらに動けなくなるオフ時間が突然出現し、快適な動きのオン時間が減少するオンオフの出現など、患者の日常生活動作の著しい低下が見られるようになります。

ドパミンアゴニストは、ドパミンによく似た物質で、ドパミン受容体に直接作用することによりドパミンの作用を補い、症状を改善します。ドパミンより効果は落ちますが長時間作用します。化学構造の違いにより、麦角系と非麦角系のドパミンアゴニストがあります。

モノアミン酸化酵素B（MAO-B）阻害薬（セレギリンなど）は脳内でドパミンを分解してしまう酵素MAO-Bの働きを抑えます。

カテコール-O-メチル基転移酵素（COMT）阻害薬（エンタカポンなど）は、L-ドパを分解する酵素COMTを阻害して、L-ドパが脳を通過する前に分解されてしまうのを抑え、L-ドパを脳内に届けやすくします。

抗コリン薬は、減少するドパミンに対し相対的に優位になった神経伝達物質アセチルコリンの働きを抑え、両者のバランスを整えます。

アデノシンA2A受容体拮抗薬（イストラデフィリンなど）は、ドパミンの作用が低下し、別の神経伝達物質アデノシンが優位になることや、神経細胞の興奮により運動機能が低下することを抑える働きをします。

ノルアドレナリン補充薬（ドロキシドパ）は、パーキンソン病で減少したアドレナリンを補充します。すくみ足や立ちくらみなどの症状の改善をします。

L-ドパ賦活剤（ゾニサミドなど）は、ドパミンの産生を促したり、ドパミンの効果を減じる成分を排除したりして（シグマ受容体に作用）、脳内のドパミンを増やす働きをします。

アマンタジンは、NMDAグルタミン酸受容体阻害作用とドパミン神経伝達促進により、パーキンソン病の症状を改善すると考えられています。

進行期のパーキンソン病の治療法

従来の治療薬（飲み薬や貼り薬）では十分な効果が得られず、ウェアリングオフやオンオフ、ジスキネジアなどの運動合併症状が現れ、日常生活に支障を来したときの治療法が、近年開発されています。

運動合併症メカニズムから予防・治療を考慮すると、**持続的ドパミン刺激**が有効と考えられます。デバイス補助療法（Device Aided Therapy = DAT）はそれぞれの患者様に最適な量の薬剤を、24時間切れ目なく投与する方法です。また適応を十分考慮のうえ、外科的治療を行うという選択肢もあります。

持続皮下注療法（デバイス補助療法の一つ）は、カニューレと呼ばれる細い管を皮膚に留置して、L-ドパをチューブからポンプで皮下に24時間持続的に投与する治療法です。

経腸療法（デバイス補助療法の一つ）は、L-ドパ製剤を、専用ポンプとチューブを使って薬剤の吸収部位である小腸に直接持続的に送り届ける治療法です。投与は起きている時間に行います。

脳深部刺激療法（Deep Brain Stimulation = DBS）もデバイス補助療法の一つです。DBSは、脳の特定の部位に刺激リードを埋め込み、前胸部の皮膚の下に刺激装置（パルス発生器）を埋め込んで、リードをつなげて電気刺激を与えます。DBSでは電気の高頻度刺激を行い、対象とする神経核の細胞活動を抑制してパーキンソン病の症状を改善します。

MRガイド下集束超音波療法（Magnetic Resonance-Guided Focused Ultrasound = MRgFUS）は、外科療法の一つです。脳内の振戦の原因となっている部位に約1000本の超音波を一点に集束し当てることで、温度を上げて患部を熱凝固させます。皮膚切開をせず、メスを使わない手術で侵襲性が低いことが特徴です。

検討段階の治療法

以下の治療は、患者様への臨床試験が始まっているか、近々開始予定のものです。ドパミン産生を促す安全性の高いウイルスの導入や、ドパミン産生細胞に分化させた細胞を脳内に移植する、これまでとはまったく異なる治療法です。

遺伝子治療は、脳内に特定の遺伝子を導入して、パーキンソン病の治療を行うものです。遺伝子を体内に運ぶために、「ベクター」という核酸分子を運び屋として、特定の遺伝子を組み込んで、体内に導入します。

自治医科大学の村松慎一博士らのグループの目指す遺伝子治療は、アデノ随伴ウイルス（adeno-associated virus = AAV）をベクターとして、ドパ脱炭酸酵素というL-ドパをドパミンに変化させる酵素を作り出す遺伝子を患者の脳に与えて、脳内でのドパミンの産生を改善しようとするものです。

iPS細胞（Induced Pluripotent Stem cells）は人工的にさまざまな組織へ分化させる能力を持たせた細胞で、パーキンソン病治療ではドパミン神経前駆細胞に誘導し、脳の線条体領域に移植します。京都大学では、2018年に治験を開始して、2021年には予定されていた合計７名の患者様への細胞移植を完了、2023年末に検査や観察を終えたとのことです。近々、治験結果の発表がなされるそうです。

iPS細胞が腫瘍化するリスクや、移植したドパミン産生細胞が過剰にドパミンを産生することにより副反応が出現しないかなど、いくつかの懸念が指摘されています。ES細胞を使った同様の移植術では、過剰のドパミンで不随意運動が出現する報告例があります。またα-synの凝集する素因を治療しているわけではないので、移植したドパミン産生神経細胞に凝集・沈着していく可能性があります。

最近のKim TWらの実験結果（文献7）を取り上げますと、ドパミン産生神経細胞移植の未解決問題として、注入された神経細胞が移植後に失われることで、生存率が変動しやすいことを指摘しています。

従って患者への過小投与や過剰投与のリスクが生じる可能性があり、また大量のドパミン産生神経細胞の注入が宿主の炎症反応を引き起こす可能性もあり、移植した神経細胞が反応性に分泌するTNF-α[4]が自らを刺激してNF-kB[5]を誘導し、これがp53[6]を誘導して移植後の残存を妨げている、と報告しています。TNF-α阻害剤は、移植マウス・モデルで移植細胞の残存率を高めたということです。

移植後はさまざまな予想外の事象が起こり得ます。

このようなリスクの解決はもちろんですが、リスクの観察も長く続けられるべきでしょう。

期待される近未来の治療法

そう遠くない未来に期待できそうなパーキンソン病の治療法

4） TNF-α：免疫や炎症に関与するサイトカインの一種である。TNFとは腫瘍壊死因子を意味し、腫瘍を攻撃し、生体を防御する大切な役割を担っているが、TNF-αの過剰な放出はサイトカインのバランスを崩し、急性または慢性的な炎症を引き起こす。

5） NF-κB：転写因子として働く蛋白質複合体の一つである。NF-κBは免疫応答や炎症反応において中心的な役割を担っている。

6） p53：癌抑制遺伝子の一つで、ヒトの癌で高率に遺伝子異常が認められる。p53の働きとして、細胞周期の調節やDNAの修復、アポトーシスの誘導などが指摘されている。

をいくつかご紹介したいと思います。そのほとんどは、培養細胞や動物実験のレベルであり、すぐに期待できる治療方法ではありませんが、方法論として、ある程度確立しているものです。

抗体医薬品とは、抗体（免疫グロブリン）が異物や病原体などの抗原を認識する仕組みを利用した医薬品のことです。病気の原因となっている組織で過剰に作られる蛋白質を抗原として認識して結合する抗体医薬が、アルツハイマー病やパーキンソン病などで臨床応用されています。

パーキンソン病では、複数の大手の製薬会社によって開発されたα-synを標的とした新薬候補が臨床試験まで進んでいますが、主要評価項目の未達などにより、その進展は難航しているようです。

核酸医薬品とは、20塩基長程度の連結したオリゴ核酸で構成され、蛋白質に翻訳されずに直接生体へ作用する、化学合成された医薬品のことです。α-syn mRNAを分解して、神経細胞内でのα-syn生成の抑制が期待できます。siRNA、アプタマー、アンチセンスなどがあり、Gapmerと呼ばれる構造を持ったアンチセンス核酸は長期効果が期待されます。

懸念の一つとして、α-synの生体内での本来の働きが十分解明されていないのに、体内での産生を抑制してしまってよいのかという疑問があります。第２章でこの件について触れます。

低分子化合物は、特定の分子をターゲットとして、その機能を阻害する薬剤である分子標的薬として用いられています。化学合成により作られた有効成分が作用し、分子量は一般に

1000未満です。

製薬会社やバイオテック・カンパニー、研究機関などでは、膨大な数の化合物を集めた低分子化合物ライブラリーを使って、細胞内の標的を抑制する低分子化合物の探索が行われています。パーキンソン病では、α-synの産生や凝集を低下させる低分子化合物の研究が進められています。

S1P5受容体作動薬もα-synを標的とした新薬で、S1P5受容体は細胞膜上にあり、脂質の一種であるスフィンゴシン1-リン酸の受容体の一つです。この受容体の作動薬が、オリゴデンドロサイトおよび神経細胞の異常なα-synの蓄積を抑制することを示す実験結果が出ています。すでに製薬会社により臨床試験が行われています。

パーキンソン病の歴史

この200年間のパーキンソン病史上、マイルストンとなる出来事を短くご紹介いたします。

1817年、イギリスの外科医ジェームス・パーキンソン（James Parkinson）が、パーキンソン病の症状を呈した6症例につき「shaking palsy（振戦麻痺）」と題して報告しました（文献8）。

1888年、フランスの病理学者ジャン＝マルタン・シャルコー（Jean-Martin Charcot）がこの振戦麻痺を再び評価し、パーキンソン病と名付けました（文献9）。

1912年、アメリカの神経学者フレデリック・ヘンリー・レビー（Frederic Henry Lewy）により、細胞内封入体が報告されました（文献10）。このレビー小体はパーキンソン病やレビー小体型認知症に特徴的に観察されます。

1957年、アルビッド・カールソン（Arvid Carlsson）博士が大脳基底核に神経伝達物質ドパミンを発見しました（文献11、12）。2000年にノーベル生理学・医学賞を受賞しています。

1959年、佐野勇教授のグループによって、パーキンソン病でドパミンが減少していることが報告されました（文献11、13）。

1960年、オーストリアの生化学者オレー・ホルニキーヴィクツ（Oleh Hornykiewicz）博士もパーキンソン病が脳内のドパミン欠乏によるものであることを報告しました（文献11、14）。翌年にはドパミン前駆体のL-ドパが症状改善に寄与することを報告しました（文献11、15）。

彼は1979年にウルフ賞を受賞しています。ノーベル賞を獲得できなかったことは、これにまつわる不思議の一つとされています。

1968年、ギリシャの科学者ジョージ・コンスタンティン・コツィアス（George Constantin Cotzias）博士がL-ドパによる治療法を確立しました（文献16）。

1979年および1983年には、パーキンソン病の病因に手がかりを与える重要な出来事がありました（文献17）。1979年、米国の化学専攻の学生が人工ヘロインを合成し自身に投与したところパーキンソン症候群を発症して、国立衛生研究所（NIH）の病院に入院したのです。

副産物のMPTP（1-Methyl-4-phenyl-1,2,3,6-tetrahydropyridine）が原因と考えられ、L-ドパが投与されると症状は劇的に改善し退院しました（文献18）。

論文報告としては、ラングストン（J William Langston）博士らが1983年にカルフォルニアで発生した複数の麻薬常習者のMPTPによるパーキンソン症候群発症例を発表しました（文献19）。

MPTPはミトコンドリアの働きを特異的に障害しますので、パーキンソン病の病因としてミトコンドリアが俄然注目されることになります。また、ドパミン神経細胞のミトコンドリアが障害されると多量の活性酸素が発生します。病因論として酸化ストレスにも注目が集まるようになります。少なくともミトコンドリア障害でパーキンソン症候群が引き起こされることがわかりました。

1980年代に入ると、遺伝子配列上に道標（みちしるべ）として存在するマイクロサテライトマーカーの多型[7]を利用して、家族性の神経

7） 連鎖解析とマイクロサテライトマーカー：連鎖解析とは、ヒトの表現型（例えば疾患の有無）と染色体上の遺伝子座における対立遺伝子の様式との関連を遺伝統計学的に解明する方法のこと。この方法により原因遺伝子の存在領域を狭め探していく。

実際には染色体上の道標的な存在のマイクロサテライトマーカーを利用する。DNAの中には蛋白質に翻訳されないイントロンと呼ばれる部分に、マイクロサテライトと呼ばれる2～4塩基程度の長さの配列が複数回反復した構造が存在する。

この反復回数が個体により異なっていること（多型）を利用して、個体識別に利用することができる。46本の染色体に存在するこれら遺伝マーカーを使って、疾患遺伝子の存在領域を突き止める。

疾患の原因遺伝子の遺伝子座を探す研究が盛んに行われるようになりました。

そのさきがけとなったのは、1983年のガゼラ（James F. Gusella）博士（文献20）のチームによるDNAマーカーによる連鎖解析で、ハンチントン病の遺伝子が４番染色体先端に存在することがわかりました。しかし、この領域から責任遺伝子ハンチンチンが同定されるのは10年後の1993年でした（文献21）。この時代、遺伝子を同定するのは容易なことではありませんでした。

1990年代に入ると本格的にパーキンソン病遺伝子発見の時代が始まります。遺伝子変異の報告は、1997年Polymeropoulosらによりα-synuclein（文献２）、1998年Kitadaらによりparkin（文献22）、2003年BonifatiらによりDJ-1（文献23）、2004年にはValenteらによりPINK1（ピンク・ワン）遺伝子（文献24）が同定されました。現在では20近いパーキンソン病遺伝子の同定ないし遺伝子座が決定されています。

2003年と2007年にドイツのBraak博士のグループは、パーキンソン病患者脳内でα-synの染色を行い、病変が嗅球と下部脳幹の延髄から始まり、脳幹を上行し大脳皮質に広がるという、病変上行説を報告しました。

Braakらの病理仮説は、パーキンソン病の運動症状が出現するはるか前にさまざまな非運動症状（便秘や嗅覚障害、睡眠障害など）がしばしば出現することと一致します（文献４、５）。

遺伝子発見の時代から蛋白質解析の時代へ

実はこの遺伝子発見から蛋白質解析への過程が最も困難であり、さまざまな分野の多くの研究者が手を携えながら、遺伝子産物である蛋白質の機能と、その機能不全に伴う疾患発症のメカニズムを解明し、治療法の確立を行っていく長い道程と考えられます。

孤発型パーキンソン病、そして数例の報告ですが常染色体優性遺伝型パーキンソン病の原因遺伝子α-synの凝集による神経細胞死のメカニズム解明や根治療法へのアプローチが、確立しつつあります。α-synの増加・凝集・伝播をどう防ぐか、前述のようにさまざまな治療法が提案されています。

しかし、パーキン、PINK1、DJ-1などの常染色体劣性遺伝型パーキンソン病遺伝子に関しては発見されて20年以上経ちますが、残念ながら病因解明はいまだ遠い印象です。

特にパーキンとPINK1に関してはどこまでが真実で、どこまでが真実でないのかさえもわからない、混沌としているのが実情です。疾患の臨床病理像と分子・細胞生物学的研究に基づく学説との間に大きな乖離があるからです。現段階では、根治療法の目処も立っていません。

またα-synも含めて、蛋白質本来の働きも十分にわかっていません。α-synの発現や機能を抑えることで、生体にどういう影響を及ぼすのかも現段階ではよくわかっていません。

最後に、常染色体優性遺伝型および劣性遺伝型の遺伝子産物の機能について、簡単に説明いたします。

２個１組ある遺伝子のうち、一方の遺伝子変異でも先天異常を生じるのが優性遺伝であり、常染色体上の遺伝子で生じるのが常染色体遺伝です。変異遺伝子より生成された異常産物が新たな機能を獲得することは、Gain of function（機能獲得型変異）と呼ばれます。1997年同定の家族性パーキンソン病の家系がこのタイプで、α-synの遺伝子変異が細胞毒性の強い遺伝子産物を作り出します。

劣性遺伝は、両親から変化した遺伝子を受け継ぐときに発症する遺伝形式のことです。Loss of function（機能喪失型変異）は、遺伝子異常により蛋白質の生成が不十分になり、その機能が果たせずに病気が起こるメカニズムで、劣性遺伝の一種として知られています。パーキン、DJ-1、PINK1がその代表的な遺伝子です。両親から受け継いだ遺伝子ともに変化が起きており、この遺伝子産物の働きを促す薬剤があったとしても、必ずしも有効性は期待できません。

パーキンソン病遺伝子と日本人癌研究者

少し話が脱線しますが、実は初期に発見された常染色体劣性遺伝型パーキンソン病の原因遺伝子パーキン（parkin）、PINK1、DJ-1に関しては逸話があります。遺伝子そのものの発見者はいずれも日本人グループで、そして癌との関連が注目されているのです。

DJ-1遺伝子は、有賀寛芳博士のグループにより発癌遺伝子rasと協調的に働く新規の癌遺伝子として1997年に単離され（文献25）、2003年にオランダのBonifati V氏らのグループによって家族性パーキンソン病遺伝子PARK7として同定されました（文献23）。

有賀氏は癌遺伝子研究に従事し、特に細胞癌遺伝子c-mycの研究で成果を上げています。DJ-1は抗酸化ストレス機能を持ち、その異常な活性化により癌へ、また機能不全（loss of function）により劣性遺伝型のパーキンソン病を発症させると考えられています。

PINK1は2001年に中村祐輔博士のグループにより遺伝子単離されています。腫瘍抑制遺伝子であるPTENの欠損がさまざまな組織に発生する癌で見つかっており、彼らはこの遺伝子の腫瘍抑制機能解明を目的に、外因性PTEN導入後の癌細胞の発現プロファイルを解析し、8個の新規遺伝子の1つとしてPINK1を報告しています（文献26）。

PINK1の正式名称はPTEN-induced putative kinase 1です。2004年、イタリアのValente EM氏らのグループによりPINK1が家族性パーキンソン病遺伝子PARK6として同定されています（文献24）。PINK1はミトコンドリア局在型リン酸化酵素（セリン／スレオニンキナーゼ）として知られています。

従ってDJ-1およびPINK1遺伝子では、研究者たちは連鎖解析により染色体上の存在領域を狭め、そこに存在する既知の遺伝子を候補として、患者の遺伝子解析を行い、患者特異的遺伝子変異を確認して、パーキンソン病原因遺伝子として同定しています。

これに対し、パーキンは、連鎖解析により６番染色体長腕の狭い領域に存在することはわかりましたが、その近辺にこれといった遺伝子はなく、私たちは新規の遺伝子を吊り上げ、PARK２として一足早い1998年に複数の患者遺伝子変異を報告しています（文献22）。2003年頃より、パーキンが癌抑制遺伝子ではないかとの報告が多数見られるようになります。このことと、パーキンとPINK１の機能および関係については後述いたします。

どこよりも早く遺伝子発見を！
―― マーカーD6S305と３つの奇跡

パーキン遺伝子発見の経緯を正確に記録に残すべきと考え、ここで紹介させていただきます。

かつて国の事業仕分けの一環で、次世代スーパーコンピュータの開発計画が一時凍結されたことがありました。この際、某国会議員が「２位じゃだめなんでしょうか」と声を大にしているテレビ中継を見た記憶があります。言わずもがなですが、サイエンスの世界では１番でなければ、ほとんど意味がありません。そのことを身をもって実感いたしました。

パーキン遺伝子が同定される以前は、1973年に山村安弘博士が特有の日内変動を示すL-ドパが著効する家系をautosomal recessive juvenile parkinsonism（AR-JP）として報告していました（文献27）。遺伝子同定後、この遺伝子変異が最も頻度が高く、世界中に存在することがわかりました。

言い換えれば、遺伝子クローニングを目指す、より多くの研究者が競い合う素地があることを示唆します。実際、複数のメジャーなラボがAR-JP遺伝子の発見を目指し、競い合うことになりました。当時のプレッシャーは大変なものでした。

では、なぜ私たちがわずか数年で46本の染色体にある膨大な塩基配列の中から、ほぼ1点にあたる原因遺伝子を拾い上げることができたのでしょうか？　そこには私が大学院生のときに師事したM先生の多大なる貢献があるのです。

M先生は私がまだ病棟でチーフ・レジデントをしている頃、おそらく遺伝子クローニングの連鎖解析のためにリクルート（つまり入局）されたのではと推測いたします。

M先生はパーキンソン病の病因論から、ミトコンドリアの酸化ストレス消去に働くMn-SOD（スーパー・オキシド・ジスムターゼ）が有力な候補遺伝子ではないかと考え、Mn-SOD遺伝子の多型解析をAR-JP家系のDNAサンプルを用いて開始しました。驚いたことに、あるAR-JP家系で患者特異的な遺伝子多型が観察されたのです。

Mn-SOD遺伝子は6番染色体長腕に存在していたので、この近傍でマイクロサテライトマーカーという遺伝子の道標（みちしるべ）をいくつも使って、連鎖解析を進めていきました。いきなりこの遺伝子領域に的が絞れたということは極めてラッキーなことで、まさに奇跡でした。

Ｍ先生のミラクルはさらに続きました。別のAR-JP家系で患者特異的にマイクロサテライトマーカーであるＤ6S305が欠失していたのです。こうした道標としてのマーカーは遺伝子の中でもイントロンに存在し、未知の原因遺伝子はおそらくこのマーカーを含んでいるだろうと推測されました。膨大な遺伝子群、塩基配列の中からほぼ１点に絞られたのです。

臨床の研究室ですから、Ｍ先生をはじめ、彼のグループの少ない医局員は、日中は診療に追われています。私は夕方からDNAのシークエンサーに向かう彼らのタフな姿を遠巻きに拝見していました。

私が大学院に進むと、Ｍ先生のグループに配属されました。ここで分子生物学の基礎を学び、また患者様と連絡を取り、今でいうインフォームド・コンセントのもと、ご自宅に採血に伺う生活が始まりました。

このＤ6S305の欠失の吉報後、日頃研究関係の配分で対立していたＢ氏から、共同研究の話が持ちかけられました。この先、臨床の研究室で遺伝子を釣り上げるのは難しいので、ゲノム研究で高名な慶應大学分子生物学教室との共同研究を勧められたのです。Ｍ先生と教授の決断で私が遺伝子クローニングのために単独出向することになりました。

1996年１月12日から実験を開始し（巻末付録１参照）、２年もかからず原因遺伝子を同定することができました。それは、3つ目の幸運に巡り会えたからでした。

D6S305を含む近傍のマイクロサテライトマーカーでの解析ではまだ3メガ（=100万）塩基対の幅があり、この中にはたくさんの遺伝子の存在が予想されました。私たちは、D6S305をプローブに近傍で連続する塩基配列からエクソンだけを拾い上げるエクソン・トラッピングという手法を使って、対象となる塩基配列からエクソン候補を獲得しました。

得られたエクソン候補はわずか数個と、予想よりはるかに少ないものでした。あとでわかったことですが、パーキンは1.4メガ・ベースにも及ぶ巨大遺伝子（おそらくジストロフィン遺伝子に次ぐ）だったのです。つまり、この領域に存在する遺伝子数はそもそも少なかったのです。これも幸運でした。

M先生が築き上げた連鎖解析の信頼性は、世界で一番手だったからこそ得られたものです。Mグループで当初苦労して集めていたDNAサンプルですが、その後世界中から患者様のDNAサンプルが集まってくるようになったのは言うまでもありません。

世界中から集まってくる家族性パーキンソン病のDNAサンプルは、パーキンの遺伝子診断（巻頭付録2）で陰性であれば、別の遺伝性パーキンソン病の連鎖解析に使われます。新しい遺伝子ハンティングが始まるのです。そして特許も取れたのです。2位じゃダメなんです。

Parkinの命名

ときどき、なぜこのAR-JP遺伝子をパーキン（parkin）と名付けたのですかと質問されることがあります。実はこれは最も大きな遺伝子で、筋ジストロフィ（muscular dystrophy）と呼ばれる筋肉疾患の原因となるジストロフィン（dystrophin）遺伝子から得た発想なのです。

ジストロフィンがジストロフィに由来し、それが筋肉の変性を意味することは明白ですが、この蛋白質は本来筋肉の構造を保つための重要な役割を担っており、決して相応しい名前とはいえません。しかし、すぐに原疾患を想起することができます。

私も、すぐに原疾患を想起できて、この巨大遺伝子の発見がパーキンソン病の病因解明のさきがけになってほしいと願い、parkinと名付けました（文献28）。

パーキン遺伝子の構造と遺伝子産物

パーキンの遺伝子構造についてご説明いたします。私はこのまったく新しい遺伝子をクローニング（実際はcDNA＝complementary DNA）した際、すぐさまNIH（アメリカ国立衛生研究所）が提供するソフトウェアで塩基配列をホモロジー検索にかけました。

どのような蛋白質なのか？　それは驚愕の結果でした（文献28）。「Ubiquitin（ユビキチン）」という見慣れない言葉が出てきたのです。ユビキチンという単語を調べてみて、これからは神経疾患と蛋白質分解異常の関係が、研究の大きな流れになると確信しました。

その後も慶應大学でのパーキン遺伝子構造の解析は続き、12個のエクソンでたった465個のアミノ酸のみをコードするパーキン遺伝子が、1.4メガ・ベースにも及ぶ未知の巨大遺伝子であることが判明しました。ジストロフィンは遺伝子サイズも2.4メガ・ベースと巨大ですが、コードするアミノ酸も3635個で、パーキン蛋白と対照的な大きな蛋白質です。

ただ、一つ気になることがありました。パーキンがユビキチン・プロテアソームという巨大な蛋白質分解システムに関係し（図Ⅰ、図1-A）（文献29）、パーキン不全で分解すべき蛋白質の分解ができずに細胞内に溜まっていくとすると、遺伝子発見前はAR-JPと呼んでいた患者様の病理報告と合致しないのです。

このことが、延々と私の頭の隅で引っかかり続けるのでした。答えを確信するまで四半世紀を要することになります。

ここで、パーキン遺伝子、cDNA、蛋白質の概略を図Ⅰに示しました。パーキン遺伝子は1.4メガ・ベースの巨大遺伝子ですが、蛋白質をコードする（エクソン部分）のは実質1395塩基対で、12個のエクソンからなることが判明しました。

翻訳されたパーキン蛋白は465個のアミノ酸からなり、N末端（図Ⅰの左側）にUBL（Ubiquitin-like domain）を持ちます。

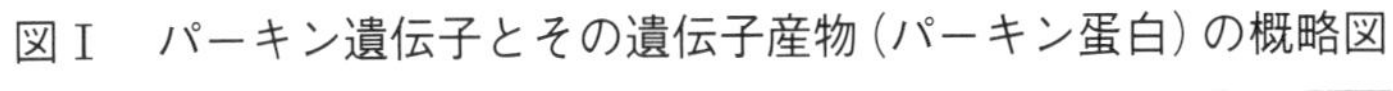

図Ⅰ　パーキン遺伝子とその遺伝子産物（パーキン蛋白）の概略図

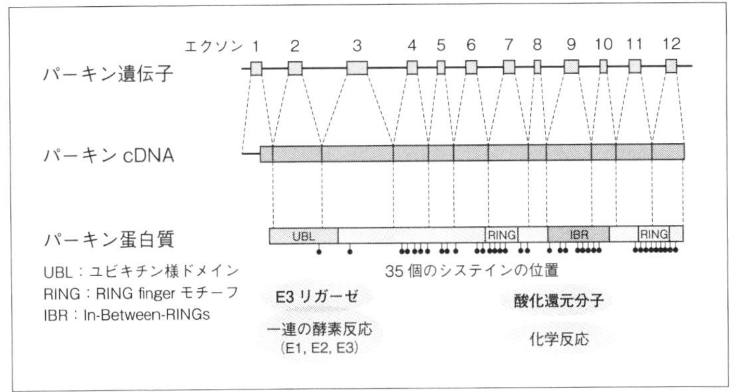

のちにE3リガーゼ酵素の機能を持つことが判明しました。

　また、図Ⅱで示すようにパーキン蛋白は35個（7％）もの豊富なシステインというアミノ酸残基を含み、潜在的な抗酸化作用を備えています。

　図ⅡではシステインはCで表記しており、またパーキンはミトコンドリアの酸化ストレスでもある過酸化水素（H_2O_2）と反応することが知られています。

　ここで押さえておきたいことは、パーキンはこの２つの機能を同時には発揮できないということです。パーキンが酸化ストレスと反応すると、パーキン自身は重合し、E3酵素活性を失います。ただし、還元剤を加えると、一部、もとの単量体に戻ることが実験的に示されています。

　E3酵素として働くためには、**酸化ストレスと反応しない環**

図Ⅱ　パーキン蛋白のアミノ酸配列

パーキン蛋白質 465アミノ酸　　システイン（C）：35個

MIVFVRFNSSHGFPVEVDSDTSIFQLKEVVAKRQGVPADQLRVIFAGKEL
RNDWTVQN**C**DLDQQSIVHIVQRPWRKGQEMNATGGDDPRNAAGG**C**EREPQ
SLTRVDLSSSVLPGDSVGLAVILHTDSRKDSPPAGSPAGRSIYNSFYVY**C**
KGP**C**QRVQPGKLRVQ**C**ST**C**RQATLTLTQGPS**C**WDDVLIPNRMSGE**C**QSPH
CPGTSAEFFFK**C**GAHPTSDKETPVALHLIATNSRNIT**C**IT**C**TDVRSPVLV
FQ**C**NSRHVI**C**LD**C**FHLY**C**VTRLNDRQFVHDPQLGYSLP**C**VAG**C**PNSLIKE
LHHFRILGEEQYNRYQQYGAEE**C**VLQMGGVL**C**PRPG**C**GAGLLPEPDQRKV
T**C**EGGNGLG**C**GFAF**C**RE**C**KEAYHEGE**C**SAVFEASGTTTQAYRVDERAAEQ
ARWEAASKETIKKTTKP**C**PR**C**HVPVEKNGG**C**MHMK**C**PQPQ**C**RLEW**C**WN**C**G
CEWNRV**C**MGDHWFDV

境（条件）が必要となってくるでしょう。パーキンは同時には成立しない２つの顔を持っているのです。

また、ユビキチン化システムではE1、E2、E3の３種類の触媒酵素を介して、標的となる蛋白質（基質）へユビキチンが付加されます。E1ユビキチン活性化酵素はATPを利用してユビキチンを活性化して結合し、それをE2ユビキチン結合酵素へ転移します。E2酵素はE3ユビキチンリガーゼ（パーキン）と相互作用して、ユビキチンを基質蛋白質に転移します。

E3リガーゼは、48番のリジン残基を介して連結されたユビキチン鎖を基質に付加してポリユビキチン化し、この鎖が分解シグナルとなり、プロテアソームと呼ばれる複雑な蛋白質分解酵素複合体で分解されます。

他方、酸化還元分子パーキンは過酸化水素と迅速に化学反応を起こし、自己凝集や自己ポリユビキチン化され、難溶化し、ミトコンドリアの外膜だけでなく内膜にも沈着します。

ミトコンドリアの膜電位が脱共役剤で崩壊したとき、果たしてどのような反応が起こるのでしょうか。

第 2 章

なぜパーキンソン病が起こるのか
(現代医学に浸透する通説)

「パーキン」を取っかかりにした、パーキンソン病発症の原因究明

パーキンソン病発症の原因究明
—— 常識（定説）は通用しない!?

パーキン蛋白は、家族性パーキンソン病の中の一つの原因遺伝子産物ですが、ドパミン神経細胞死のメカニズムを考えるうえで重要であり、また、9割を占める孤発型の原因物質といわれるアルファ・シヌクレイン（α-syn）との相互作用もあることが報告されています（文献30）。

実は私たちはパーキンがシヌクレインの凝集を減らすことを最近突き止めました（文献31）。これはパーキンの機能解析が孤発タイプの治療にも応用できることを示唆します。

そこでパーキンの働きについての仮説の変遷を紹介いたします。1997年に私たちはパーキン遺伝子を発見し遺伝子データベースに登録しましたが（巻頭付録1、2）[8]、私はそのまま慶應大学に残り、マウス・モデル作製に従事することになりました。私がパーキン蛋白の解析からは切り離されることになった2000年に、所属臨床教室がNature Genetics誌にパーキンはユビキチンリガーゼ（E3酵素）であると発表しました（文献29）。

これは、E3酵素パーキンは分解すべき基質蛋白質を認識し、この基質にユビキチンと呼ばれる小蛋白質をくっ付け、さらにこのユビキチンが数珠状につながっていく、ユビキチンの数珠

8）パーキン遺伝子の発見：parkin遺伝子は1997年にcDNAとして、3人の研究者の連名でGenBankに登録され、その遺伝子配列と12個のエクソンが正式に公表された（巻頭付録1、2）（文献34）。

につながれた基質は、数珠が目印となってプロテアソームと呼ばれる巨大分子からなる分解システムによって分解されるというものです。従って、パーキンに異常があると、基質の分解が誘導されず、細胞内に基質蛋白質が高度に蓄積し、神経細胞死が引き起こされるというのです（図1-A）。

極めてわかりやすい仮説であり、次にパーキンの基質蛋白質探しが始まりました。本来特定の蛋白質を分解するのがプロテアソーム系の特徴であったはずですが、その後10年の間に、まさに雨後の筍の如く、たくさんの基質候補が報告されました。

しかしながら、これまでに沈着が同定された特定の基質蛋白質は1つもないのです。本当に基質蛋白質の溜まり病なのかという疑問は当然起こってきます。

そのうち、2010年、基質蛋白質の溜まり説を主張していた研究グループを含む複数のグループが、突然溜まりの真犯人は特定の蛋白質ではなく、巨大な細胞内小器官だと主張し始めたのです（文献32、33）。

犯人はミトコンドリア
―― 冤罪の可能性アリ

2010年、複数のグループからミトコンドリア蓄積を提唱する仮説が報告されました。1つのグループは、それまで10年間、基質蛋白質の高度蓄積を訴えていたグループです。

ここでは別の家族性パーキンソン病遺伝子PINK1が登場し

ます[9]。ミトコンドリアが劣化して不要になると（厳密にはミトコンドリアの膜電位の崩壊が起こると）、このPINK1がパーキンを異常ミトコンドリアに引き寄せ、パーキンがミトコンドリア表面の不特定蛋白質をユビキチン・チェーン化させ、リソソームと呼ばれる蛋白を分解する細胞内小器官へ誘導し、異常ミトコンドリアを処理するというものです。

すなわち、ミトコンドリアのオートファジー（＝マイトファジー）[10]がこの2つの分子によって誘導されると主張しました（図1-B）（文献32、33）。従ってパーキンが働かない患者では、異常ミトコンドリアを処理しきれず、ミトコンドリアが溜まり、細胞死を引き起こすというのです。

この仮説の問題点も基質蛋白質分解不全説と同じく、患者の組織や動物モデルで損傷したミトコンドリアの溜まりが証明されていないことです。何のことはない、蛋白質がミトコンドリアという巨大な細胞内小器官に置き換わっただけなのです。

9）PINK1遺伝子：PINK1（PTEN-induced putative kinase 1）は、パーキン同様、常染色体劣性遺伝型パーキンソン病の1つとして2004年に同定された（文献24）。

PINK1 はミトコンドリアに局在するセリン／スレオニンキナーゼである。機能に関しては不明な部分が多いものの、普段はミトコンドリア内で分解されており（文献35）、膜電位の低下があると、外膜に集積し、パーキンをミトコンドリアにリクルートし、活性化させ、ミトコンドリアのユビキチン化とオートファジーの誘導をするとの報告がなされた（文献32、33）。

これに対する反論もあり、オートファジーに影響を与えないという報告もある（文献36）。また、カテコラミン産生性のSH-SY5Y培養株では、PINK1はミトコンドリア膜で恒常的に存在し、パーキンの単体だけでなく凝集体のリン酸化が行われている可能性（すなわち活性化を目的とするより、非特異的なリン酸化の可能性）が指摘されている（文献37）。

10）オートファジー（Autophagy）：プロテアソームと並ぶ細胞内の蛋白質を分解するための仕組みの一つ。細胞が蛋白質や細胞内小器官を小胞としてリソソームと融合して分解する現象をいう。ミトコンドリアのオートファジーをマイトファジー（Mitophagy）と呼ぶ。

それこそ、免疫組織化学染色でミトコンドリアの蓄積を確認することは可能です。しかし基質蛋白質沈着説同様に、ミトコンドリアの蓄積を証明することなしに次々とインパクトのある、分子生物学的・細胞生物学的手法による輝かしい論文が、かの先生曰く「快進撃」を続けることになります。

もし、本当にミトコンドリアの蓄積が起こるとするとどのくらいの数のミトコンドリアが蓄積していくのでしょうか？

ミトコンドリアの寿命は７～10日といわれます。また１つの細胞に100～数千個存在します。つまり、今ある100～数千個のミトコンドリアは10日のうちに寿命が尽き処理されなければならないのです。

これだけの数のミトコンドリアが毎日溜まっていったら、数日中に無数の異常ミトコンドリアが細胞内に堆積していくはずです。にもかかわらず、そのような病理学的所見は、最初の病理報告から約30年間報告されてないのです。病理学者たちは間違いに気づいていないのです⁉

正体を突き止めるマウス実験
―― 突破口は「酸化」

マウスの疾患モデルは研究を進める段階で重要です。これに異存はありません。だからこそ私は、90年代後半に家族性神経変性疾患の遺伝子が同定され始めた頃、遺伝子欠失マウス作製を学ぶため、2000年代初頭にハーバード大学Jie Shen博士[11]のもとへ飛び込んだのです。そこで遺伝子欠失マウスの作製と解析法の多くを学びました。

Mentorとしての彼女の実験に対する指導は厳しいものでした。特に変性疾患モデル（アルツハイマー病とパーキンソン病）のbehavioral test（行動テスト）に力を入れていました。

彼女はチャンピオン・データ[12]を許しませんでした。モデル・マウス脳の黒質神経細胞の切片標本は、チロシン水酸化酵素（Tyrosine hydroxylase = TH）に対する抗体で免疫組織化学染色することができ、抗TH抗体陽性の細胞数を計測器を使い客観的に計測することで、黒質の神経細胞死を評価することができます。

時々、欠失マウスで有意に黒質神経の数が極端に少ないものが何匹か出てきます。

ヤッタアと歓喜しても、そういうときこそマウスの数をもっと増やせと指示してくるのです。行動テストでも差が出ると、もう5匹、いや10匹増やしてやり直せと言うのです。結局N

11）Jie Shen（ジー・シェン）博士：ハーバード大学、ブリガム婦人病院神経疾患研究所教授。マサチューセッツ工科大学の利根川進教授のもとで、遺伝子改変マウスの作製と解析を学び、ハーバード大学にて独立後はアルツハイマー病とパーキンソン病に関する原因遺伝子のモデル・マウスを世界に先駆けて次々と作製し、解析結果を発表し続けている。

特に行動解析と脳内シナプスにおける電気生理学的解析に力を入れている。著者は、この研究室で、世界で最初のPINK1遺伝子欠失マウスの作製・解析に成功した。これらマウスは専門の業者を通じて入手することができ、世界中の研究室で使われている。

米国や日本で異常ミトコンドリア蓄積説を唱える研究グループも、このマウス由来の胎児線維芽細胞を使って実験を行った。皮肉な話である。

12）チャンピオン・データ：目的通りの結果を出したデータではあるが、例えば100回の実験のうち、たまたま1回だけ素晴らしい結果が出たとき、この1回を「チャンピオン・データ」と呼んでいる。

(Number：検体の数）を増やすことで、本来あるべき数値に集束していき、正常対照群と比較して、差がなくなることのほうがほとんどです。

Shen博士の研究室では、世界に先駆けてパーキン遺伝子欠失マウスを作製し、行動テストに加えミトコンドリアの呼吸機能テストや電子顕微鏡像、パーキンソン病に関わる生化学的および免疫組織化学的な検索等を行いました（文献38）。

その後、パーキンに興味のある世界中の研究室でマウス・モデルが作製されるようになります。かなりの数です。共通の所見として、黒質を含め神経変性（神経細胞死）は観察されていません。行動テストもほぼ正常。一方、生化学的、あるいは免疫組織化学的手法で細胞への酸化ストレスの蓄積、ミトコンドリア機能の低下（ミトコンドリア呼吸能など）がほぼ共通して指摘されています。

これまでに報告されたパーキン遺伝子欠失マウスの報告例では、異常ミトコンドリアの処理不全によると思われる蓄積や、それによる神経細胞死は見られませんでした。

しかし、最近あるグループが、110週をはるかに超えた超高齢マウスで、ミトコンドリアの断片化やミトコンドリアの形態を保ちながらもマトリックスと呼ばれる酸化ストレスの主に起こる構造の変化を認め、対象群と比べ、有意にミトコンドリアの蓄積を観察したと報告しています（文献39）。

しかも、これがマイトファジー不全によるものだと結論づけています（ご自分たちが仮説を提唱しているのですから当然です)。しかし、客観的な目で見ると、この結論には疑問を持たざるを得ません。

人でいえば、100歳をはるかに超えるような超高齢マウスになるまで、どうしてミトコンドリアの蓄積がなかったのかという最大の疑問に答えていないのです。何度も繰り返しますが、この仮説では、パーキンが異常ミトコンドリアにユビキチンのチェーンで「異常」という目印をつけて、リソソームと呼ばれる細胞内小器官での分解を促す、いわば最初のステップを担う極めて重要な役割を担っていることになるのです。

毎日数百から千単位のミトコンドリアが劣化し処理される必要があるのに、なぜ2年から3年もの間ちゃんと処理されていたのか、しっかりとした説明が必要です。

パーキン遺伝子欠失マウスには生まれたときから、いや、生まれる前から正常な機能を持ったパーキン蛋白がないのです(多くは欠失変異)。

ちなみにミトコンドリアの内部構造の崩壊や、ミトコンドリアの断片化は、ミトコンドリアの酸化ストレスの増大で起こることが知られています。ミトコンドリア内で最も重要な抗酸化作用を持つMn-SOD(マンガン・スーパーオキシド・ジスムターゼ)遺伝子のヘテロ接合性欠失マウス(ペアの染色体のうち片方の遺伝子だけ欠損)で同様の所見を示します(文献40)。この遺伝子がまったくないと(ホモ接合性)、強い酸化ストレスのため誕生後すぐに死んでしまいます。

私は、この報告を見て、彼らの議論の内容はともかく、私たちの考え、つまりパーキンはむしろ酸化還元に関わる分子として極めて重要であるということを確信しました（文献37）。

あえて「蓄積」という言葉を使うなら、パーキンの基質蛋白の蓄積や異常ミトコンドリアの蓄積といった、染色することで特異的な蓄積が見えるような溜まり病ではなく、長年の酸化ストレスの蓄積が、その処理能力を超え、その細胞（神経細胞）の崩壊が始まったと考えるほうが自然なのではないでしょうか。

基質の蛋白質のみならずミトコンドリア蓄積説まで真実でないとすると、彼らの四半世紀に及ぶ研究のリーダーシップは面目丸つぶれになり、何が何でもオートファジー不全をプライマリーの原因にしたいのではないかと下衆の勘繰りをしてしまいます。

追記：

2010年、２つのチームが、このParkin/PINK1 pathwayの存在による異常ミトコンドリア蓄積説を発表していますが（文献32、33）、実は両チームとも私がShenラボで作製したPINK1遺伝子欠失マウスのマウス胎児線維芽細胞を使った細胞培養実験で結論を出しています。

私たちは、基質蛋白質や異常ミトコンドリアの溜まり病としての仮説が提唱されるはるか以前にバイアスのない冷静な目でマウスの脳を単離し、電子顕微鏡で異常ミトコンドリアの蓄積のないことを確認しています（文献41）。

行動テストに関しても一言あります。それらのチームは超高齢マウスのたった数匹の行動試験を施行し、コントロール群より運動機能の低下を示していましたが、ヒトでいえば、100歳をはるかに超えた、超高齢者に運動させて有意に機能低下だと主張しているようなもので、このような超高齢マウスの運動試験の実験論文を拝見したことがありません。私がかつて学んだボストンのラボ（Behavioral Testの先駆的研究室）で運動テストには適齢期があると注意されたことを思い出します。

どちらにしろ、所詮マウス・モデルであり、これ以上マウスの表現形を追究したところで結論は出ません。Parkin/PINK1/DJ-1の3つのパーキンソン病遺伝子を破壊したトリプル・ノックアウト・マウスも作製しましたが、私がShenラボの7年間で学んだことは、マウス・モデルの有用性とその「限界」です。

当時私は、ヒトの組織、病理に回帰することを決めていました。さらに、臨床へ今一度戻りたいと思うようになり、カナダへ渡ることになります。

理想的マウス・モデルがもたらした「気づき」
―― 悪玉はジキルとハイド

2018年からUAE大学のエムダデュル・ハック（Emdadul Haque）博士と共同研究を開始しましたが、彼らは当時、限りなく孤発型パーキンソン病（PD）を再現するようなPDマウスの作製に力を入れていました。病態解明だけでなく、PDに効果のある薬剤のスクリーニングや効果の判定にも役立つマウスの獲得は、研究者にとって必須です。

私が2003年に失意の中、日本を飛び出して約７年、ハーバード大学のJie Shen博士のもとで、パーキンソン病のマウス・モデルの作製に専心していました。いくつかの新しいマウス・モデルの作製と解析に従事しましたが、結論としては、単純な原因遺伝子のノックアウト・マウスやトランスジェニック・マウスでは残念ながら、ヒトの病態を再現できるとは言い難いものでした。他の研究室の単独遺伝子変異マウスの表現型も同様でした。

やがてさまざまな研究室で、単独のパーキンソン病関連遺伝子の変異マウスから異なる遺伝子変異のあるマウスをかけ合わせて、目的の表現型を表出させるための複数遺伝子変異マウスが作られ、解析されるようになりました。これらは、特定の目的、病態を解明するうえで有益なこともありますが、作られたマウスがパーキンソン病の病態を再現しているかとなると、そうともいえないのが難点です。

ここ10年のマウス・モデルのトピックは、Braak仮説に適ったモデルの開発です（文献４、５）。この仮説に基づくα-syn病理は、鼻粘膜や消化管粘膜での感染などにより発生した酸化ストレスや炎症が引き金となり、そこにα-synの凝集が起こり、病原性を持った凝集体が末梢神経を上行し、さらに脳幹底部から黒質線条体、そして大脳半球へと神経細胞から神経細胞へ伝播し、広がっていくというものです。

Pre-formed Fibril（PFF）と呼ばれるα-synの重合体の前段階の物質をマウスの末梢の粘膜や脳の一部分に注入すると、病原性を持った凝集体に変化し、さらに神経から神経へと凝集体が細胞間伝播し、Braakらの言う通り、上行性の病変の広がりを示す報告が次々となされました（文献42、43）。

話を2018年来の共同研究に戻します。私の研究パートナーのHaque博士は、パーキンソン病が遺伝的素因と環境因子等の多因子性疾患であることから、PFFの脳内注入に加え、数週間後にミトコンドリア特異的神経毒であるMPTP[13]またはロテノンの腹腔内注射を行うことにより、ヒトと同じ凝集体の病理の再現を短期間で観察することができました（文献44）。

つまり、MPTPにより引き起こされるミトコンドリア不全＋酸化ストレスはα-syn病理を加速することを証明したのです。

しかも、**非常に興味深い２つの異なる結果が得られました。**MPTPの投与量によって、結果がまったく相反するのです。低用量のMPTP投与の場合、他の報告と同様に、凝集体の神経細胞内生成が促進され、さらに神経間伝播領域が拡大し、黒

13）MPTP（1-methyl-4-phenyl-1, 2, 3, 6-tetrahydropyridine）：1979年アメリカの麻薬中毒者がパーキンソン症候群を呈する出来事が起きた。麻薬の精製過程での副産物であるMPTPが原因物質として特定された。

この神経毒が、その後PDモデルとして培養細胞や実験動物に応用されるようになった。MPTPは脳組織へ移行するとB型モノアミン酸化酵素によりMPP+という活性代謝物に変換され、ドパミン・トランスポーターによりドパミン神経内に選択的に取り込まれ、さらにミトコンドリアに集積し、電子伝達系複合体Iを阻害してミトコンドリア不全を引き起こす。

結果として、ミトコンドリア内の酸化ストレスも漏出する。MPTPは自然界に存在しないが、rotenone（ロテノン）は農薬や殺虫剤として使用され、ラット等の動物に投与するとパーキンソニズムを呈することが知られており、ロテノンもミトコンドリアの複合体Iを阻害する。

質のアポトーシスや神経脱落が加速されます。

他方、高用量のMPTP投与の場合、急性の細胞死が見られ、凝集体そのものは細胞核周囲に集積し、凝集体の神経間伝播はむしろ減じるのです。また組織の線維化（グリオーシス）が観察されます。

なぜ、急性細胞障害を引き起こす高用量MPTP投与で凝集体が細胞核の周辺に集積するのか？　もしかしたら、α-synは核を守るための反応を示したのではないか？　そうした疑問を抱き、α-synの防御的機能について文献を調べることにしました。

すると、α-synが細胞内で重要な働きを担うという予想をはるかに超えた報告がありました。

主犯格？　アルファ・シヌクレイン
―― 裏で操る黒幕の影

これまで名前を挙げてきたアルファ・シヌクレイン（α-syn）の凝集体は神経細胞に毒性に働き、さらに凝集を重ねレビー小体を形成していきます。また凝集体は、末梢の粘膜（鼻粘膜や消化管など）に入っている末梢神経から脊髄へ、そして脳幹から大脳半球へ病変が拡大していくという病態論が主流となっています。

ではα-synが第一の悪者なのか、この発現を徹底的に抑えればよいのでしょうか？（核酸医薬という方法でそれも可能になってきています)。

実は、このα-synには細胞にとって有益な多種の働きがあることが報告されているのです。

この蛋白質はシナプス小胞および核周囲領域で発現しているため、「シナプスおよび核蛋白質(synapse + nucleus)」の略である「シヌクレイン」と名付けられました。Synucleinはシナプス機能に関連する分子であると推定されていますが、核周囲領域にも重要な機能を持つ分子として理解され始めています。

前に少し触れましたが、実はα-synが遺伝子発現、酸化ストレス関係、免疫機能などのさまざまな細胞内プロセスを調節する核内でも機能しているという報告が多数あるのです。

本項では、その一部を紹介します。

最近のα-syn病理に関する研究では、外敵から粘膜組織を守るためにα-synも一過性に増加する可能性があると指摘されています。α-synが抗菌ペプチドであるという証拠が報告されているのです(文献45、46)。

細菌が侵入すると、感染細胞は酸化ストレスを産生し、α-synの関与により自然免疫と炎症を引き起こして細菌を死滅させます。その結果、これらのストレスによって凝集し不溶性となったα-synは、末梢神経を通って中枢神経系へと上方移動(伝播)する可能性があります(文献4、5)。どうやら、本当の悪者は酸化ストレスらしいのです。

α-synが核の周囲や核内に移動し、核や細胞の防御に働くという報告もあります。

Monti Bらは、小脳顆粒ニューロンの分化培養株を、毒性濃度の6-ヒドロキシドパミン（6-OHDA）に暴露しました（文献47）。その結果、神経細胞死がα-synの単量体の減少とともに起こりましたが、その原因はα-synの蛋白質合成の減少と、核内移行を伴うモノユビキチン化の増加の両方であることが示されました。α-synの発現を増加させたり、核外周に留めることにより、ニューロンを6-OHDA毒性から有意に保護することが確認されました。

ヒドロキシ尿素（HU）は、リボヌクレオチド還元酵素（RNR：DNA合成の前駆体のデオキシリボヌクレオチドを合成する酵素の総称）を阻害します。

Liu Xらは、低レベルのα-synがHU誘発の増殖阻害と活性酸素蓄積から、S. cerevisiae細胞を保護することを見出しました（文献48）。この効果を解析した結果、α-syn蛋白は細胞質ではなく核で機能し、S期チェックポイント応答を制御していることが明らかになりました。

Schaser AJらは、α-synがDNA修復を制御していることを示しました（文献49）。ヒト細胞でα-synを除去すると、ブレオマイシン処理によってDNA二本鎖切断（DSB）レベルが上昇し、これらのDSBを修復する能力が低下します。

Chen Vらは、A53T α-syn変異を持つPD患者から採取したアイソジェニックヒトiPS細胞由来神経細胞と、ゲノム編集およびエピゲノム編集を行った対応する修正株を用いて、核におけるα-synの機構的役割を研究しました（文献50）。

変異型は核膜の障害を引き起こし、同型の変異で修正された細胞ではそれが逆転する（改善する）ことがわかりました。さらに、α-syn変異は、Ras関連核蛋白質（RAN）を捕捉し、正常な核機能の維持に重要な核蛋白質（DNMT3Aなど）の輸送を妨げることによって、核に悪影響を与えることが研究によって示されました。

細胞核、核周辺領域、関連するシグナル伝達経路に関するα-synの細胞内保護機能に関する報告は他にもあります。

Hashimoto Mらは、α-synをトランスフェクトした神経細胞株を用いて、JIP-1b/IB1の発現増加を通じてJNKを不活性化することにより、α-synの発現増加は細胞を酸化ストレスから保護する可能性があると結論しました（文献51）。

Ait Wahmane Sらは短い総説の中で、細胞内でのα-synのいくつかの防御機能を紹介しています（文献52）。まず、α-synの神経細胞での発現は、RNAウイルスの複製を制限し、ウイルス誘発性神経細胞障害からマウスを保護すると紹介しています（文献53）。さらに、彼らの別の論文ではα-synは末梢神経系（PNS）から中枢神経系（CNS）へのウイルスの神経細胞侵入を阻害することが発表されています（文献54）。

コロナウイルス2019は、神経細胞に感染して病気を引き起こす可能性が指摘されています。Ait Wahmane Sらは、PD患者におけるα-synの過剰発現が、PNSからCNSへのウイルス拡散を抑制することにより、コロナウイルスによる神経浸潤を防ぐ可能性があることを示唆しました（文献52）。

この仮説と一致して、日本におけるレトロスペクティブ・コホート研究では、肺炎で入院したPD患者の院内死亡率が低いという予想外の報告がありました（文献55）。

つまり、PNSからCNSへのウイルス拡散を防ぐという、生命を脅かす危機を回避するためのα-synの行動と裏腹に、結果としてα-syn凝集体の上行・拡散とつながっているのかもしれません。

また最近の報告では、α-syn欠失マウスにおいてＴ細胞の発生に著しい欠陥があることが報告されており、α-synがＢリンパ球の発生とＴ細胞の表現型と機能の制御の両方に関与していることが示唆されています（文献56）。

このように、細胞核との関係だけでも、適切な量のα-synが細胞内でさまざまな調節的役割を担っていることがわかります。

第3章

原因遺伝子発見に寄与した
私の考えるパーキンソン病の真実

ある寓話
―― 医学の世界も一筋縄ではいかない

かつての高名な医学研究者たちは、自分の立てた一つの仮説を生涯にわたり主張し、相対する仮説を唱えるライバルと闘ったものです。

いずれも研究者としてのプライドがありました。

一例となりますが、明治時代「脚気」は国民病の一つで、兵隊や学生たちの3分の1が罹患し、多くの死者を出しました。

当時の海軍軍医総監の高木兼寛は、海軍水兵の白米中心の食事が脚気の原因ではないかと考えました。白米中心の水兵が脚気にかかることが多く、おかずの豊富な士官には病気が少ないのです。そこで新鮮な肉や野菜を乗組員に提供したところ、脚気に罹患していた患者は回復しました。

さらに遠洋航海の戦艦の主食を麦飯にして、おかずも増やし、疫学調査を実施して脚気が発生しないことを実証しました。結果多くの海軍軍人の命が救われることになります。

他方、陸軍軍医総監の森林太郎（鴎外）は、脚気が感染症という脚気菌説を支持しました。従って陸軍では白米食が続けられ、その後も多くの陸軍兵士が脚気にかかり、日清・日露戦争を通じて3万人に近い兵士が脚気で死亡しました。その後脚気の原因がビタミンB1の欠乏であることが判明しました。あらためて高木の医師および医学研究者（疫学）としての深い知識、洞察力、観察力、判断力、実行力に敬意を表さざるを得ません。

もちろん、こうした明治の時代の研究環境を現代にそのまま当てはめるわけにはいきません。ただ、現代の速い速度で多様に進化する生物学・医学的アプローチは大胆でフレキシブルな研究戦略を必要としますが、さらに深い洞察力、適格な判断力と実行力は、いつの時代にも必須です。さもないと、患者を含む多くの人々が甚大な迷惑を被ることになります。

パーキン研究に関しては、残念ながら権威者たちが単純な過ちを繰り返しました。

E3リガーゼという酵素のイメージが強過ぎて、パーキンの機能不全＝蓄積病（溜まり病）に固執してしまったのです。その研究を一手に引き継いだある研究者は、複数の間違った仮説で複数の学会賞を受けています。

彼は確証がないのに沈着説にこだわり、多数の論文を発表してきました。しかし沈着そのものはいつまで経っても証明しようとしません。うすうす溜まり病ではないと気づいていたはずです（私は学会で彼の部下と舌戦を交えているのです）。

ここで私はどうしても「裸の王様」という童話を想起してしまうのです。業者がありもしない服を大儀そうに扱い、王様に着せ、王様は裸のまま聴衆の前を行進します。誰かが裸だと言うまで、おかしいと誰もが思いながら、儀式は厳かに進んでしまうのです。

また、形式（分子・細胞生物学的手法）を踏んだだけで、見えないものを見えると断言する彼の態度は、脚気を巡る論争ともオーバーラップします。それでも実害を被った人はいないので、臨床とは異なり訴訟問題になることはありません。

現代(いま)は次々と仮説を立て、インパクトの高い論文をいくつか出したら、たとえ矛盾するとしても、次はとばかりに新しい仮説を出し、また躊躇することなく論文を出す研究グループもいます。

かといって過去の仕事を振り返り、反省することはありません。正しくない研究成果を前提に別の研究者が乗っかっていくことも多く、結果として膨大なお金が費やされることになります。その典型的な例が、パーキン蛋白の仮説の変遷といえるでしょう。

蛇足ですが、前述の研究者は自分の論文のインパクト・ファクターの総計を自らのウェブ・サイトに載せています。その多くに、パーキン蛋白の不全による異常蓄積説を支持する論文群の高インパクト・ファクターが貢献しているのです。

ノーベル賞を取ってしまった医学研究者と、取り損ねた研究者の話 ―― 真実は2人の死後に

皆さんは山極勝三郎（1863－1930）という明治の偉大な病理学者をご存じでしょうか。本書では繰り返しておりますが、「病理学」がいかに医学の礎として大事か、もう少しだけ寄り道させていただきます。

彼は共同研究者の市川厚一（1888－1948）氏とともに、ウサギの耳にコールタールを毎日塗布する実験を1年近く続け、つい

に外来の毒物により癌が発生することを証明しました（文献57）。

これは当時の医学においてはノーベル賞に値するほどの研究成果ですし、実際何度か候補者になりました。しかし彼は賞を逸しました。代わりにデンマークのヨハネス・フィビゲル（Johannes Andreas Grib Fibiger：1867－1928）氏が1926年、世界で最初に人工的に癌を作り出した功績により、ノーベル医学・生理学賞を授与されました。彼は山極氏らより、わずかに先んじてラットに寄生虫を感染させ、実験的にラットに胃癌を発生させることに成功したのでした（文献58）。

フィビゲル氏の受賞はこの偉大な2人の病理学者の存命中であったことになります。彼にとっては最晩年の受賞であり、素晴らしき人生を終えたといえるでしょう。

しかし、意外な後日談があります。

1952年、米国のヒッチコック（Christopher Read Hitchcock）氏らの研究により、フィビゲル氏の報告した胃病変は癌ではなく、ラットに寄生虫が感染したために起こるビタミンA欠乏による変化であることが判明しました（文献59）。フィビゲル氏の標本においても、そのことが確認されました。癌病変は否定されたのです。

もし2人が90歳まで存命であったならば、この事態をどう受け止めたでしょうか？

話は再び飛びますが、2005年、オーストラリアの2人の医学研究者バリー・マーシャル（Barry James Marshall）氏とロビン・ウォーレン（John Robin Warren）氏が、ノーベル医学・生理学賞を受賞しました。

彼らは胃粘膜の炎症性細胞浸潤を含む胃炎の病理像に着目し、細菌感染症によって引き起こされるのではないかと考え、研究を進めました。そして1982年、ついに胃炎・胃潰瘍患者の粘膜病変に螺旋状の細菌の存在を突き止めました（文献60）。

この新規の細菌はヘリコバクター・ピロリと名付けられ、強い酸性環境下でもウレアーゼ酵素を産生しアンモニアを作り出し、胃酸を中和していることがわかりました。その後、このピロリ菌と胃炎や胃潰瘍、そして胃癌との強い関連性が明らかになりました。

そうしてみると、先述のフィビゲル氏の寄生虫（細菌ではありませんが）による発癌説は、アイデアとしては、あながち間違ってはいなかったともいえます。何とも皮肉な話です。

医学においては、病理を笑う（軽視する）者はいずれ、病理に泣くといえるでしょう。

通説を真っ向否定
―― 医学界のダークマター？

私は当初から同僚たちのイケイケどんどんの「溜まり病」仮説に疑問を持っていました（とはいっても、干されて研究はできませんでしたが）。

私たちがパーキン遺伝子を同定し、GenBankに登録したのは1997年でしたが、そもそもは広島大学の山村安弘教授が

1973年にNeurology誌に「日内変動を示す常染色体劣性遺伝をする複数の家系の臨床」という報告をされたことから始まります（文献27）。

私がパーキン遺伝子のクローニングの最中、患者DNAでの変異を証明するため、飛行機で広島まで検体を頂きに広島大学病院まで伺った日のことが今でも鮮明に思い出されます。またパーキン遺伝子を発見した後のことですが、病理のスライドがほしいと山村教授にお願いしたとき、２枚の中脳黒質の病理のスライドを直接頂きました。

パーキンについての講演の際には、必ずそのスライドを紹介させていただくことにしています（図３）。

話を戻すと、すでに患者家系の報告から50年以上の年月が経ち、その間、さまざまな国から多くの臨床/病理像が報告されています。特に山村先生はパーキンソン病の臨床家であると同時に優れた神経病理学者でもあり、パーキンの病理に関し、しっかりとした論文を出されています（文献61）。そしてレビー小体を含め、単純な「溜まり病」でないことを報告しています。

最初の病理報告から約30年間、共通する特定の蛋白質の沈着や、異常ミトコンドリアの蓄積は証明されていません。特定の蛋白質を同定することは容易ではありませんが、蛋白質（所詮は26個のアミノ酸の組み合わせからなる）やミトコンドリアを染色する方法は昔から存在します。

ちなみに患者骨格筋からの生検の報告も３報ほどあり、１件は電子顕微鏡での検索も行われているのですが、いずれも、ミトコンドリア形態の軽微な異常が指摘されたのみで、異常集積は指摘されていません（文献62、63、64）。

そして、本当にミトコンドリアが蓄積する疾患はミトコンドリア脳筋症としてすでに知られています（もちろん免疫組織化学染色により光学顕微鏡で確認できます）。

世界中の秀逸な病理学者が顕微鏡下、目を凝らしても見つからない高度沈着病（蛋白にしろ、ミトコンドリアにしろ）とは一体どのようなものなのでしょうか？　あらためて、こうした仮説に大いなる疑問を持たざるを得ません。

その異常ミトコンドリアはバラバラに細胞内に蓄積するのか、あるいはクラスター（集合体）を形成するのか、蓄積はパーキンの発現するすべての組織に生じるのか、黒質に限局するのか、それさえ誰も語れないのです。

仮説、あるいは真実
—— 抗酸化作用の減弱がパーキンソン病の引き金か

私たちは、それよりも465個のアミノ酸からなるパーキンがシステインと呼ばれるアミノ酸を35個も持っていることに注目しました。

7％強ものシステインを持っている蛋白質はそう多くはありません。システインというアミノ酸は側鎖にチオール基（SH基）を持ち、この部分が過酸化水素（H_2O_2）などの酸化ストレスと反応します。そして自身は容易に酸化され、ジスルフィドを形成します（S-S）。

35個ものシステインを持つパーキン蛋白は、潜在的な優れた抗酸化剤といえます。事実、私たちはパーキンがミトコンドリア内の代表的酸化ストレスであり、またドパミンがミトコンドリア表面でモノアミン酸化酵素（monoamine oxidase = MAO）によっても産生される過酸化水素と直接反応し、過酸化水素を消去することを実験的に確認しています（図2）（文献37）。

パーキンソン病におけるドパミン神経細胞の特異的脆弱性とミトコンドリアの酸化ストレスをつなげる重要な鍵として、このMAOの存在が指摘されています。

また最近の研究ではパーキンの病理で指摘されるニューロメラニン（黒質に特有な黒い色素沈着）の形成に、パーキンが関与していることが示されました（文献65）。すでにパーキンの患者の剖検脳で黒質や青斑核ではニューロメラニンの低形成や未熟性が指摘されています（図4）（文献66）。

さらに、パーキンの剖検脳では鉄の沈着が目立ち、酸化ストレスの証左とされています（文献67）。また患者脳での過酸化水素が上昇していること（文献65）、パーキンが黒質のドパミンやその代謝産物（酸化ストレスでもある）と反応することも報告されています（文献65）。

「Kitada – Haque」の仮説

ここで、私とHaque博士がオリジナルのデータからまとめた仮説を紹介します。分子生物学の知識が必要ですので、詳細は私どもの著作論文を熟読していただければ幸いです（図1-C、図4）（文献37、68）。

私たちはパーキン、パーキンの代表的基質蛋白FAF1（パーキンが結合しユビキチン鎖を付けて、分解するための標識を付けられる相手の蛋白質）、ユビキチン、PINK1の4種類の遺伝子をいくつかの組み合わせで培養細胞に過剰発現させました。そしてミトコンドリア脱分極剤処理した後、ミトコンドリアを抽出しました。

驚いたことに、観察されたのは基質であるFAF1のユビキチン化ではなく、ほとんどがパーキン自身のさまざまな分子量を持った凝集とパーキン自身のユビキチン化（自己ユビキチン化）でした。これまでの定説が崩れてきたのです。

パーキンにはE3リガーゼとしての働きはあるものの、この結果はパーキンの強力な抗酸化剤としての威力を見せつけるものでした。酸化ストレスと反応した後のパーキンは自ら凝集したり、自己ユビキチン化して、難溶性の沈着物となるのです。一方、私たちが考えるよりも、パーキンが基質蛋白にユビキチン鎖を付ける働きは弱いように見えます（酸化ストレス下では）。

凝集化し難溶性となったパーキンは、いろいろなところで沈着することが予想されます。ミトコンドリアにも他の修飾物とともに沈着し、それが老化のサインとして、オートファジーが誘発されると考えました。

驚いたことに、最近私たちは、パーキンが孤発型パーキンソン病の神経細胞に特徴的に見られるレビー小体に豊富に存在し、しかもミトコンドリア同様、高分子凝集体を形成していることを発見しました（文献31）。

通説通りなら治療法はない？
―― そもそもの仮説に対する反論

もしパーキンがミトコンドリア処理の中心的役割を担っており、パーキンがないと異常ミトコンドリアの処理ができず、ゴミ山のように神経細胞内に溜まり、細胞が死んでしまうのなら、残念ながら今の医学ではパーキンの遺伝子治療（パーキンが体でできるように遺伝子を導入する）以外に有効な治療方法はないように思われます。

よく薬剤スクリーニング・システム（iPS細胞の利用も含む）を使ってパーキンを刺激するような化合物を同定し、これを治療に利用すべきとの考えが提言されますが、これはあまり効果的な作戦とは思えません。

パーキン不全は劣性遺伝型の遺伝子産物（Loss of function タイプ）で、パーキンそのものが発現しないか、不完全な蛋白質として存在しますので、いくら刺激しても、パーキンの効果はあまり期待できないと考えます。

しかし、繰り返しますが、異常ミトコンドリア蓄積説は医学的根拠がありません。

間違った概念であることを私たちは確信しています。パーキンの本質はE3リガーゼであると同時に、強力な抗酸化剤なのです。むしろ、この働きこそが細胞内でおそらく大事（細胞死に直接関わっている）なのです。E3リガーゼの本当の相手（基質）は何なのか、そしてどういう働きをしているのかは依然不明です。

ここで、例によって少しだけ寄り道します。

最近、パーキンとPINK1遺伝子変異のある患者皮膚から作製したiPS細胞経由のドパミン産生細胞から、効率的に多数の薬剤をスクリーニングし、ミトコンドリアのクリアランス（不要ミトコンドリアの排除）を改善する物質を同定するシステムが確立され、4つの有効な薬剤を同定したとの報告がありました（文献69）。

ここではミトコンドリアのクリアランスとは、ほぼマイトファジーによる異常ミトコンドリアの処理と考えてよいでしょう。

要はミトコンドリアの処理が患者グループで有意に落ちているとのことですが、この解釈と彼らの仮説との間に矛盾を感じるのです。

Parkin/PINK1経路では、PINK1が異常ミトコンドリアへパーキンをリクルートし、パーキンを活性化するという報告があります（文献32、33）。パーキンはE3リガーゼであり、この活性が低下するため、ミトコンドリアのユビキチン化によるオートファジーの誘導ができないため（オートファジーシステムそのものの問題ではありません）、これを治療するには、パーキンを遺伝子治療等で供給するしかないでしょう（あるいは代替のE3リガーゼを供与してミトコンドリアのユビキチン化を促す）。

ミトコンドリアの寿命は1週間程度なので、毎日たくさんのミトコンドリアが入れ替わっていきます。つまり仮説が正しければ、毎日たくさんの異常ミトコンドリアが蓄積していくことになります。ミトコンドリアのクリアランスが低下などというレベルではありません。

そして上記の物質はいずれもE3リガーゼではありません。従ってミトコンドリアのユビキチン化が促進されるわけでもありません。むしろ、パーキンにある他の働きが低下し、二次的なミトコンドリア・クリアランスの低下に相関していて、上記各物質により、代償的に補正されたとも考えられます。では、その重要な働きとは何でしょうか？

4つの物質のうち、トラニルシプロミンはモノアミン酸化酵素阻害薬であり、パーキン同様に過酸化水素の発生を抑えると考えられます。フルナリジンはカルシウム拮抗薬で、ミトコンドリアの酸化ストレス下、カルシウム濃度が増加することが知られていますが、この濃度を抑えるのが、カルシウム拮抗薬です。

ブロモクリプチンは線条体のドパミン受容体刺激剤で、すでに抗パーキンソン病薬（抗パ剤）として使われていますが、他の麦角系抗パ剤とともに「抗酸化作用」がよく知られています。最後のMRS1220はアデノシンA3受容体阻害剤で、脳保護や抗炎症作用が示唆されますが、詳細不明です。

いずれもミトコンドリアのユビキチン化（つまり不要ミトコンドリアに目印をつける）と関係あるのか極めて疑問です。パーキンそのものがE3として働くことが重要です。お気づきだと思いますが、むしろパーキンの強い「抗酸化作用」の不足を補う物質のようにも考えられます。

これらの薬理作用を持つ薬剤（特にブロモクリプチン）を服用されているパーキンソン病の患者様は、家族性も含め多数いらっしゃいます。

癌とパーキン
―― まさかの癌予防もできる？

本項に関しては、私の拙英文総説を参照していただきたいのですが（文献68）、実はすでに2003年頃からパーキン蛋白が癌発生と何らかの形で関わっているのではないかとの論文が出始め、現在ではさまざまな癌の抑制に働いている可能性が高いことが報告されています。

ただし、現在までパーキン遺伝子変異患者の特定の癌罹患が有意さを持って高いとの報告はないことに注意してください。

パーキン遺伝子は6番染色体長腕（6q26）に存在し、2.4メガ・ベースに及ぶ筋ジストロフィ（原因）遺伝子に次ぐ、超巨大遺伝子です。この部位はヒトの染色体で3番目に頻繁に観察される共通脆弱部位[14]であり、癌を引き起こす遺伝的リスクが高い箇所として知られています。

この脆弱部位の圧倒的な部分を占めるのがパーキン遺伝子です。奇しくも2003年、Denison SRら（文献70）が原発性卵巣癌を検体として分析し、パーキンを含む遺伝子の50%はダウン・レギュレートされていると報告しました。卵巣癌のヘテロ接合性欠失分析では、パーキン遺伝子の中心で72%のLOH[15]が示されました。

同じく2003年、Cesari Rら（文献71）は、40例の乳癌と卵巣癌のLOH解析を行い、パーキン遺伝子が包含する2つの遺伝子多型マーカーを含む最小欠失領域を同定しました。彼らは、腫瘍生検を行い、また腫瘍細胞株を調べてパーキン遺伝子の発現が低下していることを示唆しました。

日本人グループも興味深い報告を行っています。Fujiwara Mらは、作製したパーキン遺伝子欠失マウスが肝細胞の増殖亢進やアポトーシス抵抗性を呈し、肝腫瘍が発生することを明らかにしました（文献72）。

そこで思い出すのが、2003年、私がShen博士のもとへ留学した直後のことです。ラボのMatthew Goldberg博士はすでに

14）共通脆弱部位（common fragile site = CFS）：ヒトゲノムにおいて巨大で非常に不安定な領域を表す。CFS配列は複製の混乱に敏感であることが知られている。
15）ヘテロ接合性の喪失（loss of heterozygosity = LOH）：対立遺伝子座（アリル）の欠失のこと。LOHが生じると、正常なアリルに変異が誘発されやすくなり、腫瘍抑制遺伝子の不活性化が引き起こされる機序となる。

世界に先駆けてパーキン遺伝子欠失マウスを作製し、この年論文にしています。

あるとき彼が、ラボに来たばかりの私に、光学顕微鏡観察用に作製した肝臓の標本ブロックを見せてくれました。驚いたことに、一塊の肝臓のブロックにポコッと突き出た腫瘤があったのです。彼らの論文を読んだとき、このときのことを思い出さずにはいられませんでした。パーキンは癌とも何らかの関係があるのかと。

他にもPoulogiannis Gら（文献73）はアレイ比較ゲノム・ハイブリダイゼーションという手法を用い、100例の原発性大腸癌の33%でパーキン遺伝子のDNAコピー数が低下していることを報告しています。

Veeriah Sら（文献74）は、神経膠芽腫サンプルの85%でパーキン遺伝子のコピー数が低下していること、また肺癌についても、6q25-6q27染色体遺伝子座でのパーキン遺伝子のヘテロ接合性欠失と相関していることを示しました。

このように、パーキン蛋白は、さまざまな腫瘍の発生に何らかの関わりを持っているように考えられます。

では、パーキンの多種多様な癌種への抑制性のメカニズムとはどういうものなのでしょうか。

上述のVeeriah Sらは、細胞周期の調節や腫瘍の抑制に重要な蛋白質であるサイクリンに注目していますが、Gong Yのグループ（文献75）も約5000の腫瘍ゲノム解析で、パーキンがヒト癌で頻繁に欠失する遺伝子であり、パーキンの不活化がサイクリンＤの蓄積と細胞周期進行の加速を促すこと、またパーキンはサイクリンＤとＥを基質として分解するＥ３リガーゼであることを報告しています。

しかし、これだけ多種多様の腫瘍性病変において、サイクリンのコントロール異常がすべてにあるわけではありません。パーキンが不安定な染色体脆弱部位にあり、遺伝子変異によりその発現が低下することで、各種腫瘍性病変を引き起こす共通の基盤となるメカニズムがあるのではないか？　そういう疑問が生じるのは当然のことと思います。

難病の鍵を握るミトコンドリア
―― 万病のもと酸化ストレスに作用

癌とパーキンの話の続きですが、パーキンのE3リガーゼとしての働きによる１つ（または複数）の癌関連の細胞内伝達経路だけでは説明のつかない、パーキンの多種多様の癌細胞への関与について、私のパーキン研究の方向性と仮説を決定づけてくれた論文に出会うことができました。

Zhang Cら（文献76）は、パーキンの欠失は解糖系を活性化し、ミトコンドリア呼吸を低下させ、ワールブルグ（Warburg）効果[16]をもたらすと報告しています。逆にパーキンの発現の

16）ワールブルグ（Warburg）効果（好気的解糖）：癌細胞が酸素の有無にかかわらず、ミトコンドリアの酸化的リン酸化よりも、主に解糖系によるエネルギーに依存する現象。

回復は、細胞内でのワールブルグ効果を逆転させることを示しています。

さらに、パーキンは抗酸化防御におけるp53[6]の機能にも貢献しているといいます。またパーキンの欠失はγ線照射による腫瘍形成に対してマウスを感作させる（より敏感にさせる）と報告しています。つまり、パーキンがp53経路の新規コンポーネントとして、エネルギー代謝、特にワールブルグ効果の調節や抗酸化防御におけるp53の機能に関与していることが示されたのです。

彼らがパーキンが強力な酸化還元分子であることを認識していないことから、私はその報告に全面的に同意するわけではありません。しかしながら、腫瘍発生関連においても、パーキンがミトコンドリア不全や酸化ストレスに密につながったと強く感じることができたのです。

腫瘍発生とミトコンドリア不全、酸化ストレス

酸化ストレス、特に活性酸素種[17]の主要な発生源はミトコンドリアであり、生体内の約95%の酸素を消費し、そのうち

17）活性酸素種（Reactive Oxygen Species=ROS）：大気中の酸素よりも活性化された酸素およびその関連分子の総称。
不安定でさまざまな物質と反応しやすい性質を持ち、ミトコンドリアで90%以上が副産物として産生される。スーパーオキシド（O_2^-）、過酸化水素（H_2O_2）、ヒドロキシラジカル（・OH）などが知られている。

1～3%が活性酸素種に変換されると推測されています。

細胞内外の酸化ストレスが、さまざまな癌の発生や悪化に関与していることは広く認められています。とりわけ活性酸素種のヒドロキシラジカル（・OH)、スーパーオキシド（O_2^-)、過酸化水素（H_2O_2）などがDNA（遺伝子本体）損傷に働くことが知られています。他の生体成分である蛋白質や脂質、糖質なども酸化します。

毒性の強いヒドロキシラジカルは過酸化水素が二価の鉄イオンと反応して生じます（フェントン反応)。パーキンが過酸化水素と直接反応し減じることは著者らによって明らかとなっていますが（文献65、77)、このことは、結果として、パーキンがヒドロキシラジカルの産生を抑えることにもなります。

これらの活性酸素種がミトコンドリアの電子伝達系での副産物として産生され、ミトコンドリアのマトリックスと呼ばれる内部に溜まります。このマトリックスには、これらの強力な酸化ストレスを消去する抗酸化ストレス群（グルタチオン、カタラーゼ、マンガン・スーパーオキシド・ジスムターゼなど）が存在します。

しかしながら、これらの抗酸化ストレス群が捕捉できなかった一部の活性酸素種は、ミトコンドリアから細胞質へ絶えず漏出しています（文献78)。そして、私たちはこの漏出する過酸化水素を迎え撃つように、ミトコンドリア周囲のパーキン蛋白が中和していることを発見しました。

パーキン自体は酸化され、凝集体形成と自己ユビキチン化され、難溶性となりミトコンドリアの膜に沈着していきます。これが進行すると、不要ミトコンドリアとして認識され、オートファジーと呼ばれる細胞内分解システムで排除されることが予想されます。

癌とミトコンドリア

前項で述べたように、多彩な腫瘍細胞でパーキン遺伝子の欠失と、それに伴う発現の低下が指摘されていますが、ミトコンドリアの異常蓄積の病理学的所見はこれまで指摘されていません。やはり神経病理学者だけでなく、腫瘍病理学者も顕微鏡下で、間違いには気づいていないのです。

ここで、最後に指摘しておきたいのが、ミトコンドリア酸化ストレスを遠因とするパーキンソン病と癌の予防または未病対策ですが、まさにパーキンのミトコンドリアでの挙動を参考にすべきと考えます。ミトコンドリアから絶えず漏出する活性酸素種を特異的・効率的に消去する技術を開発するべきではないかというのが私たちの提案です。

その一方で、細胞内に溜まった蓄積蛋白質や異常ミトコンドリアをオートファジーの促進で減らせばよいという考え方もあります。

もし特定の蛋白質や細胞内小器官（ミトコンドリアなど）のみをこのシステムで除去できるのなら理想的でしょう。しかし、一般的なオートファジーのパスウェイを刺激するだけなら、慎重になるべきです。

癌ではオートファジーが亢進している報告が多数あります。癌は癌で、自らを助けるためにミトコンドリアの活性を抑え、解糖系を通じてエネルギーを獲得したり（既出ワールブルグ効果)、オートファジーを亢進し細胞内のリサイクルを進めたりして生き延びようとしています。人生100年時代が現実となりつつある今、癌に罹患する人は2人に1人になるといわれます。

癌細胞は毎日5000個ほど作られているそうです。しかも、いつ癌になっているか、わかりにくいのが現実です。

絶えずオートファジー全般をオンの状態にすることが、細胞や生体にとってトータルで良いことかは甚だ疑問です。そもそもオートファジーは加齢とともに減衰します。最近は16時間断食で、オートファジーを刺激して、健康体になろうという話題がホットですが、オートファジーそのものは常に働いています。

ところで、培養細胞やマウス・モデルを使った私たちの研究で、ミトコンドリア酸化ストレスに関して、ある天然物質がミトコンドリア酸化ストレスを和らげ、アルファ・シヌクレイン（α-syn）の蓄積を防ぐ効果があったので、別項で紹介します。

第4章

パーキンソン病治療の最前線

グルタチオン点滴療法
―― キーワードの“抗酸化”物質

パーキンソン病に対するグルタチオン[18]点滴療法の小規模治験において、有意な効果が見られなかったとの報告があります（文献79、80、81）。これは他の治療方法やサプリメントにもいえることですが、評価の仕方がちょっと違うのではないかと思うのです。

病気の進行を遅らせる治療と症状を改善する治療は、別に考える必要があります。半年や１年の短期間に症状改善を期待するのであれば、既存のドパミンの補充を目的とした薬剤を服用することで、病気の重症度を示すホーン・ヤールのステージを改善することが期待できます。

他方進行を抑える薬は、まだ残っているドパミン神経細胞をできるだけ長く持たせることが目的ですから、重症度が改善するわけではありません。重症度（ステージ）が進行する期間をできるだけ延ばすことが目的です。つまり、ステージが１段階上がる（進行する）期間をどれくらい延ばすことができたかを評価すべきです。

今日（こんにち）の薬剤の評価の仕方では、こうした評価は難しいでしょ

18）グルタチオン（Glutathione, GSH）：グルタミン酸、システイン、グリシンという3つのアミノ酸が連なったペプチドである。抗酸化物質であるグルタチオンは、活性酸素種から細胞を保護する機能を担う。システインにあるチオール基が電子供与体として作用することによって、還元作用を持つ。グルタチオンは医薬品であり、またサプリメントとしても広く消費されている。

う。できれば3年、点滴と経口投与を継続し、同じ時期に同じ重症度の非投与患者群と比較し、病期の進行度を比較することが、客観的な評価になるはずです。

そうはいっても、月に1、2回の点滴で進行が抑えられるほど、パーキンソン病は柔(やわ)な疾患でないことも明らかです。重要なことはこのポリペプチドがシステインと呼ばれるアミノ酸を含み、その含有率が33%ということです。この拙著の初めに「グルタチオン」というアミノ酸がわずか3つのポリペプチドを紹介した理由は追々紹介してまいります。

水素療法
―― 効果は否定的

グルタチオン療法といろいろな意味で被る治療法ですが、水素水（H_2）がパーキンソン病の進行を食い止めるとして提案されました。基本的な考えは同じで、黒質のドパミン産生細胞で発生する酸化的ストレスを消去しようという狙いがあります。

水素は大変小さな分子で、水素水として飲んだり、あるいは水素ガスとして吸入したりすることで、水素が血液の中に入り循環し、脳の中にも入り（血液脳関門と呼ばれるバリアーの通過は重要で必須な過程です）、黒質の神経細胞に入り、酸化ストレスの中でも、最も凶暴なヒドロキシラジカルと特異的に反応してそれらを消去します。悪玉活性酸素のみの消去は理想的ともいえます。

他方でいくつか疑問があります。これは深井有氏もその著書『水素分子はかなりすごい』（文献82）で述べていますが、細胞内でヒドロキシラジカルと水素分子が近傍で出会っても、反応する以前の10分の１以下の時間にグルタチオンのような他の消去分子と反応してしまう確率が高いこと、また投与後の細胞内の水素分子の濃度では、ヒドロキシラジカルの近傍に水素分子が来る確率は極めて低く、直接の反応はほとんど起こり得ないということです。

従って深井氏は、他の抗炎症、神経細胞保護、抗アポトーシスなどの総合的な効果の影響の可能性に言及しています。残念ながらヒドロキシラジカルの消去という第一義的な目的に関しては、やはり疑問が残ります。

もう一つ、パーキンソン病の原因であるアルファ・シヌクレイン（α-syn）の蓄積との関係も不明瞭です。

臨床面に関しては、順天堂大学脳神経内科のグループにより、少数患者対象のパイロット・スタディにおいて、水素水の飲用が統計学的に有意に症状を改善したことが発表されると、巷間の評判となり、水素水販売業者や美容・健康産業関係、「水素分子」の研究者および臨床医もこぞってこの結果を引用するようになりました（文献83、84）。今でもインターネットで検索すると、その成果が上位に出てきます。

しかし、意図的かどうかはわかりませんが、その後の多人数による追加試験の結果、症状の改善に関しては否定的な結果が出たことはあまり知られていません（文献84、85）。ただ水素水の副反応がなかったことが強調されています。

残念ながら、この治験においても、最長72週（1年半）の期限で判定されています。期間としては不十分だと思いますが、研究予算その他の理由で、長期の治験は難しいのかもしれません。

名古屋大学の脳神経内科のチームも、「パーキンソン病患者の水素ガス吸入による嗅覚障害の治療効果」についての臨床試験を2015年に開始しました。3.5%水素ガスの吸入を1ヵ月1日2回朝夕5分行い、2ヵ月投与を中止した後、再度水素ガスの吸入をし、吸入開始前後で嗅覚テストを施行しました（文献86、87）。

パーキンソン病の病理であるα-synの蓄積は、鼻の嗅覚部から始まり、嗅覚障害は初期症状の一つといわれています。しかし臭いの効果に関しては明らかでなかったとの報告でした。

前述の深井氏の資料によれば、グルタチオンの反応速度定数は水素分子の657倍であり、グルタチオンは以前からヒドロキシラジカルの消去剤の代表として知られてもいます。またヒドロキシラジカルは過酸化水素から作られますが、その過酸化水素を消去するのもグルタチオンであることはすでに述べました。

従って、過酸化水素の産生を抑えることにより、ヒドロキシラジカルの二次的産生も抑えられることになります。ヒドロキシラジカルを消去する目的としても、水素分子よりグルタチオン投与のほうが合理的といえるのではないでしょうか。

いずれにせよ、パイロット・スタディの結果とはいえ、センセーショナルに宣伝した水素水の効果が、結果として大規模臨床試験で否定されたわけです。予想されたことですが、その後も一部業者が前者の結果を依然として利用していることを研究者は考慮したほうがよいかもしれません。

NAC併用療法
―― 骨再生で注目の抗酸化物質

2019年に、トーマス・ジェファーソン大学のNewberg博士のグループが40人ほどの患者でグルタチオンの前駆体であるNAC（N-acetyl L-cysteine）の点滴と経口投与を3ヵ月間投与し、有意な症状の改善を確認したとの報告がありました（文献88、89）。

NACは脳の中でグルタチオンに変換されますので、時間差をもって、グルタチオンを効率的に供給する可能性を秘めています。もちろん規模を拡大して、追試する予定だそうです（2025年くらいには結果が出るようです）。

NACとグルタチオンを効率的に**継続的にミトコンドリアに搬送する**ことが、最も効果的な神経細胞死防御方法の一つだと考えます。特にパーキン不全の患者脳では過酸化水素が有意に高いことが報告されており、期待できるのではと考えます（文献65）。

3ヵ月で症状が改善したのは、グルタチオン点滴（文献90）でも指摘されていますが、防御的な要素よりも、副次的な反応としてのドパミン感受性を上げる効果と考えられます。大事なのは、長期投与で神経細胞死が抑制されるのかということ、つまり病期の移行が遅延するのかということです。

日本では、グルタチオンの点滴は民間療法の一つとして、市井の小さなクリニックでも自由診療の一環として使用されていますが、疾患治療に対するエビデンスは認められていません。しかし、点滴と経口摂取の組み合わせで連続的な生体への供与を行う治験が始まりました。静かに見守りたいところです。

そして、私たちのパーキンに対する研究から、この治療方法のさらなる進化が模索されています。近年、口腔領域でも、この抗酸化物質NACが骨芽細胞の分化を促進し、骨再生が加速するという効果が報告され、注目されています。また、NACは粘液溶解作用も併せ持ち、古くから去痰剤の成分としても使われています。

療法の個人差
―― 長期の効果判定が必要

孤発型パーキンソン病は複数の遺伝子とさまざまな環境因子の影響を受けた複合的な病因から成り立っており（ここが、パーキンのような単一遺伝子による家族性パーキンソン病と異なります）、各因子の関与は個人差が大きいと考えられます。

例えば、酸化ストレスの関与が大きい患者様では、グルタチオンやNACの治療は理に適っています。他方、原因物質といわれるα-syn蛋白の産生が亢進している方では、効果は必ずしも高くないかもしれません。それでも酸化ストレスはこの溜まりを促進しますので、効果がないとはいえないと思います。長期での効果判定が肝要だと考えます。

柳澤厚生先生の著書では、3ヵ月点滴して効果がなければやめることを一つの判断とされていますが（文献90）（それは一つの見識ですが）、私たちの研究結果からすれば、できれば3年は継続し、進行の遅延効果を確認していただきたいというのが率直な考えです。

もちろん、その間は患者様に自費で点滴代を負担してもらわなければならず、その点で心苦しいのですが。しかも効果が薄かった場合、申し訳ないと言うしかありません。それでも現代医学の最前線のあらゆる治療法を鑑みて、他に良い手はないと考えます。

このタブレットを飲んでいたら治りますよと言える薬を望むのははるか先の話ではないでしょうか？　点滴と内服で途切れのない連続的なグルタチオン（正確にはシステインのスルフォニル基）の供与が望ましいと考えます。

これまで日本の神経学会（脳神経内科医の学会）はグルタチオン点滴をパーキンソン病の治療方法として、もちろん認めていませんし、保険診療も認められていません（つまり保険診療のスタンダードでないということです）。

一方、水素水に関してはかなりの期待を持たせながら、結果として、この手の治療法の推進を減速させる結果となってしまいました。グルタチオン、またはNACの点滴**プラス**内服療法に、興味のある専門家が少しでも多く参加し、治療を受けている患者様を少なくとも3年以上、スコアによって客観的に重症度を評価し、病期の進行を遅らせているのか否か判断することが望まれます。

さらに、ミトコンドリアにこうした還元分子を特異的に運んでくれるデリバリー・システムの開発が望まれます。

別の難病をヒントに新たな療法を
―― 抗酸化療法のコンビネーションを

別の難病として、筋萎縮性側索硬化症（amyotrophic lateral sclerosis = ALS）という神経変性疾患があります。近年ALSの患者様の予後に貢献するとして、ラジカットの点滴が保険治療として認められました。

名前の如く、最強の酸化ストレスのフリーラジカルを消去することで知られます。神経変性疾患や癌、免疫異常を来す病気では、酸化ストレスの関与が指摘されています。種類の異なる酸化ストレスを減らす薬剤を組み合わせ、相乗効果を生む、カクテル点滴療法・内服療法が開発されることが望まれます。

ALSでは、神経細胞のエネルギー源であるミトコンドリアが断片化して、その機能が低下することが知られています。名古屋大学の研究チームは、遺伝性ALSの原因遺伝子産物σ1受容体がミトコンドリアの膜上に存在するATAD3Aと相互作用し、ミトコンドリアの断片化を抑制していることを報告しました（文献91）。

ALSに対しても、グルタチオンや水素水の併用効果があるのか確認されてもよいのではないでしょうか。ラジカットはフリーラジカルの一つ、ヒドロキシラジカルを消去します。過酸化水素は活性酸素種ではありますが、フリーラジカルではありません。

ちなみにALSに対し、高濃度ビタミンB12点滴療法の治験が行われました（文献92）。2024年9月、厚生労働省はALSの治療薬として「ロゼバラミン（一般名メコバラミン＝活性型ビタミンB12）」の製造販売を承認しました。

発症から1年以内に登録された患者130人を対象に治験を実施し、ロゼバラミン投与群と偽薬のグループに分けて、4ヵ月後の症状の進行を評価したところ、投与群で進行が約43％抑制されたのです。

ノーベル賞のバイオ医学は有効か？
── iPS細胞治療は期待できるのか

2018年に京都大学で始まった多能性幹細胞の1つであるiPS細胞から誘導したドパミン神経前駆細胞の脳への移植術は、世間の評判を呼びました（文献93、94）[19]。この移植術では安全性を

19）多能性幹細胞（本稿では3種類を紹介）

胚性幹細胞（ES細胞）：受精卵の胚盤胞から単離された細胞で、さまざまな組織や臓器の細胞に分化する能力と無限増殖能を持ち、幹細胞として再生医療に最初に利用された。

確認することがまず第一と言っていますが、実際にパーキンソン病（PD）の改善にどう寄与しているのか、当然経過の報告もいずれあるはずです。

誤解をしてはいけないのは、この治療は変性する神経細胞の再生医療とは意味合いが異なることです。

パーキンソン病で死滅するドパミン産生細胞は中脳黒質と呼ばれる脳幹部の狭い領域に存在し、その近傍を運動神経や感覚神経が上下に走り、非常に密に神経細胞が混在しています。

ここに、iPS細胞由来のドパミン産生細胞を移植することは、高い解剖学的リスクを伴います。黒質の神経細胞の再生を目指すのではなく、その黒質神経細胞から放出されたドパミンを受け取る線条体細胞の領域に、多量の誘導されたドパミン神経前駆細胞を移植することになります。

またこのアイデアはすでに十数年前からあり、iPS細胞由来のドパミン産生細胞ではなく、ES細胞を利用した移植がすでに海外の施設で行われています。しかし、PD治療のスタンダードにはなっておりません。

その一方で、患者様から提供された皮膚の組織からiPS細胞が、さらにiPS細胞からドパミン産生神経細胞が作製され、これらが患者細胞の特徴を備えているらしく、薬のスクリーニン

ミューズ（Muse）細胞：幹細胞の一つで、ヒトの結合組織に散在しており、多分化能と自己複製能を有している。分化誘導が不要で、生体内に投与するだけで、損傷した組織の細胞に分化するという特徴を持っている。

iPS細胞（induced pluripotent stem cells 人工多能性幹細胞）：体細胞に特定の遺伝子を導入することにより誘導される多能性幹細胞のこと。

グや病態の解析に役立っているようです。少しずつではあっても、根治的治療に向けiPS細胞が役立っていると考えてよいでしょう。

ここで、注意喚起しておきたいことがあります。PINK1やパーキン遺伝子変異のある患者様の皮膚からiPS細胞を作製し、さらにドパミン産生神経細胞を誘導し、その細胞を使ってミトコンドリアの蓄積を確認したという報告がありますが、これは細胞培養実験の範疇であり、病理・組織学的あるいは医学的証明とはまったく異なることを蛇足ながら申し上げておきます。

病理学的所見とは患者様の（その生死は関係なく）組織の一部を頂き、免疫組織化学染色や電子顕微鏡で直接観察して得られる所見です。あるいは、せいぜいこれらの組織を直接用いた関連実験（ウエスタン・ブロットなど）まででしょう。

アルツハイマー病のタウ蛋白やベータ・アミロイド、パーキンソン病のα-synの沈着、そしてミトコンドリア脳筋症[20]の異常ミトコンドリアの蓄積も、この方法で診断されています。わざわざ天下のiPS細胞を分化させるようなことはしません。

ちなみに、これまで私が確認した限り、パーキン遺伝子変異の患者筋生検の報告例が少なくとも4報あります（文献62、63、64、95）。特に文献95はごく最近の報告であり、光学顕微鏡および電子顕微鏡による検索とともに、ミトコンドリア病理は観察さ

20）ミトコンドリア脳筋症：細胞内小器官であるミトコンドリアの働きが低下することにより生じ、脳、筋肉、心臓などにさまざまな症状が生じる病気の総称である。筋生検や血液（ミトコンドリアDNAの異常）で診断される。

れなかったと報告しています。これらを私の論文でまとめているので（文献95を除く）、参考にしてください（文献68）。

結論から言うと、組織学的には筋線維のわずかな変化しか観察されませんでした。死後標本ではミトコンドリアが変性していくため、これらの報告は貴重です。組織生検は、生体環境に近い組織を提供することができるのです。

van der Merweらによる電子顕微鏡での検索では、２人の患者から外側広筋生検が施行されました（文献64）。筋線維（細胞）には、線維の局所的な部分にわずかに膨張したミトコンドリアや、サルコレンマの折れ曲がりなど、微妙な異常が認められました。

イスタンブール大学のMurat Emreの研究室では３人の患者の上腕二頭筋の免疫組織化学的検索が行われましたが、筋肉には軽度の病理変化しか観察されませんでした（文献62）。

彼らは、パーキン遺伝子のホモ接合性IVS-９-１欠失を有する患者も別に報告しています（文献63）。この患者には両側大腿筋肥大が見られ、上腕二頭筋の筋生検で豊富なチトクローム酸化酵素（COX）（－）線維が認められました。いずれにせよ、異常ミトコンドリアの蓄積や断片化の報告はありません。

最近では、Filogranaらがパーキン遺伝子変異を持つ１人の患者の前脛骨筋生検を施行し、光学顕微鏡や電子顕微鏡で詳細に検討しましたが、骨格筋の組織形態は正常であり、ミトコンドリア病理も明らかでなかったと報告しています（文献95）。ゴモリ染色でもragged-red muscle fibersのようなミトコンドリア脳筋症で観察されるミトコンドリア異常集積を示す所見はありませんでした。

このグループを率いるスウェーデン・カロリンスカ研究所のNils-Göran Larsson博士は、ミトコンドリア生物学の大家です。また、この論文の共著者の同研究所神経内科教授Per Svenningsson氏はパーキンソン病のエキスパートでもあります。よもや異常ミトコンドリアの集積を見逃すことはないでしょう。いよいよ大物たちが、見えないミトコンドリア蓄積病の真偽に乗り出してきたようです。

この論文では自前で作ったパーキン遺伝子欠失マウスの機能解析がメインで、特筆すべき表現型はなく、パーキン不全がミトコンドリアの酸化的リン酸化を低下させることもないというのが主題で、それで完結できる論文です。にもかかわらず、最後に前記患者の筋生検の所見を突然持ち出しています。

おそらく彼らも機会があれば、ミトコンドリア病理のないことをはっきり示したいという強い意思があったのだと推測します。仮説の真偽に関しては、もはや筋生検の追加の報告は不要でしょう。遺伝子診断のついた（巻頭付録2）患者様が、自分に直接的メリットのない生検をしっかりとしたインフォームド・コンセントのもとに承諾されたということは、患者様も病理の真実を知りたかったからだと思います。

患者様の負担を考えると、これ以上の生検は不要だと確信します。そして、世界の中で、同じ考え、同じ思いを持っている研究者がいるということは私にとっては心強いものです。

あの成分が予防の希望
―― 希望の光はポリフェノール？

私の長年の研究仲間であるアラブ首長国連邦大学（United Arab Emirates University=UAEU）のHaque博士との共同研究で、ポリフェノールの一種であるエラグ酸（Ellagic acid=EA）の効果について、パーキンソン病（PD）の細胞モデルとマウス・モデルを使って検討しました。

2020年：エラグ酸はパーキンソン病の神経毒MPTPマウス・モデルでの酸化ストレスと神経炎症によるドパミン神経変性を防止する（文献96）。

本研究では、研究用マウスへの神経毒MPTP（25mg/kg体重）の投与前に、10mg/kg体重の用量で1週間のエラグ酸投与が行われました。

MPTP単独投与後の脳組織解析でスーパーオキシド・ジスムターゼとカタラーゼの活性低下に加え、グルタチオンが減少し[21)]、同時に脂質過酸化生成物であるマロン・ジ・アルデヒドが増加していました[22)]。また線条体の炎症促進性サイトカイ

21）ミトコンドリア内にある抗酸化酵素：スーパーオキシド・ジスムターゼはスーパーオキシドを過酸化水素に変え、カタラーゼは過酸化水素を消去する。
　グルタチオンは、システイン残基にあるチオール基を用い活性酸素種や過酸化物を還元する。これはパーキンの抗酸化作用と同じ機序である。
22）マロン・ジ・アルデヒド：脂質過酸化分解生成物の一つで、脂質過酸化の主要なマーカーとして知られている。

ン[23]を大幅に増加させ、シクロオキシゲナーゼ-2（COX-2）[24]や誘導性一酸化窒素合成酵素（iNOS）[25]などの炎症性メディエーターが上昇していました。

脳標本の免疫組織化学的分析により、MPTP投与後の中脳黒質緻密層におけるドパミン神経の喪失と線条体におけるドパミン・トランスポーター[26]の減少が明らかになりました。

しかし、MPTP腹腔内注射の前にエラグ酸を投与すると、ドパミン作動性ニューロン数とドパミン・トランスポーター量が大幅に改善しました。エラグ酸により、炎症誘発性サイトカインが低下し、さらに抗酸化酵素が回復し、グルタチオンの枯渇が防止され、脂質の過酸化が抑制されました。エラグ酸はCOX-2とiNOSのレベルも低下させました。

本研究の結果は、エラグ酸がMPTP誘発性パーキンソニズムから保護することを示唆しており、観察された神経保護効果はその強力な抗酸化作用と抗炎症作用による可能性があります。

2021年：エラグ酸はアルファ・シヌクレイン（α-syn）の凝集を防止し、アポトーシスの抑制とオートファジーの活性化

23）サイトカイン：主に免疫系細胞から分泌される蛋白質で、そのうち、生体内のさまざまな炎症症状を引き起こすサイトカインを炎症性サイトカインと呼ぶ。
24）シクロオキシゲナーゼ-2（COX-2）：炎症時に発現する物質でアラキドン酸からプロスタグランジンH_2への変換に関与する。
25）誘導性一酸化窒素合成酵素（iNOS）：マクロファージなどの免疫系細胞に含有され、炎症時に誘導される。iNOS発現誘導による一酸化窒素（NO）の過剰生成はDNA傷害を引き起こす。
26）ドパミン・トランスポーター：中脳のドパミン神経細胞の線条体終末部にある部分で、線条体に放出されたドパミンを再取り込みする働きをする膜機能蛋白。

により凝集したα-syn誘発毒性からSH-SY5Y細胞を保護する（文献97）。

現在までのところ、PDの原因や分子メカニズムは明確には解明されていません。しかし、ミスフォールディング蛋白質、酸化ストレス、オートファジーの障害がPDの発症に重要な役割を果たしていると考えられています。

重要なのは、α-synがPDの発症に重要な役割を果たしていることです。

SH-SY5Y細胞[27]を用いた本研究は、多くの果物に含まれるポリフェノールであるエラグ酸（EA）が、α-synの凝集と毒性に果たす役割を評価することを目的としています。Ardah MTらは電子顕微鏡による検討に加え、チオフラビン法やシード重合試験法[28]を用いて、EAがα-synの凝集を劇的に減少させることを見出しました。

さらに、EAはSH-SY5Y細胞において凝集したα-synが誘導する毒性を有意に緩和し、その結果、細胞の生存率を向上させました。メカニズム的には、EAのこれらの細胞保護作用は、アポトーシス蛋白質であるBAXとp53[29]の抑制と、それに伴

27）SH-SY5Y細胞：神経系の機能や分化の細胞レベルでの研究に用いられる。カテコラミン産生性でパーキンソン病の細胞モデルとしても使用されている。
28）チオフラビン法［Thioflavin-S（Th-S）Assay］：α-syn凝集体などβシートに富む構造と結合する蛍光色素。結合後、色素の発光スペクトルが赤色へシフトして蛍光強度が上昇する。さらにこれをシード重合試験法（Seeding Polymerization Assay）に適用し、α-syn増幅による高感度な検出が可能となった。
29）アポトーシス蛋白質BAXとp53：アポトーシスとは遺伝的にプログラム（予定）された細胞死であり、これを誘導する蛋白質をいう。BAXはミトコンドリアにおいて細胞死を誘導し、BAXの発現は癌抑制因子であるp53によってアップレギュレーションを受ける。

う抗アポトーシス蛋白質であるBCL-2[30]の増加によって媒介されます。

興味深いことに、EAはSH-SY5Y細胞においてオートファジーを活性化[31]し、これはLC3-II、p62の発現の正常化・増強によって証明されました。これらの結果から、EAはオートファジーを回復させ、pAKTの発現を抑制することにより、α-synの凝集を防ぎ、α-synの毒性を減弱させると考えられます。

2023年：エラグ酸は、パーキンソン病モデル動物において、アルファ・シヌクレインの伝播を防ぎ、オートファジーを促進することで毒性を軽減する（文献98）。

Radwan Nらは最後のプロジェクトとして彼らの作製したPFF+MPTPマウスにエラグ酸を脳内（線条体）に注入し、α-synの凝集と神経間伝播への効果を検討しました。

ポリフェノール化合物であるエラグ酸（EA）の投与（10 mg/kg体重）は、雄C57BL/ 6 PDモデル・マウスにおいてα-synの拡散を有意に減少させ、ドパミン作動性ニューロン

30）抗アポトーシス蛋白質BCL-2：BCL-2蛋白質はアポトーシス促進性蛋白質であるBAXと相互作用することにより、アポトーシス抑制性に作用している。

31）オートファジー関連分子LC3-II、p62、pAKT：LC3蛋白質（MAP1LC3）はオートファジーの主要構成要素で、オートファゴソームができる際、その内膜と外膜に取り込まれるため、LC3はオートファジー形成時の特異的なマーカーといえる。

p62蛋白質はLC3結合部とユビキチン結合部を持ち、ユビキチン化された蛋白質をオートファゴソームへと運ぶ役割を持つ。これはオートファジーの障害で増加する。他方リン酸化されたAKT蛋白質（pAKT）はオートファジーを抑制する。EAによりpAKT量が適正化されるようだ。

数を維持しました。さらに、EAはオートファジーによる分解量（autophagy flux）を向上させました。

これらのデータは、EAが従来から指摘されている抗酸化作用に加えて、有害なα-syn凝集体の細胞間伝播を防ぐ役割を果たし、その結果、ドパミン作動性神経細胞死から守る可能性があることを示唆します。

こうしたことから、ポリフェノール単独で癌やパーキンソン病を治療できるとは断定しませんが、数十年先を考えたとき、疾患予防や未病の観点で普段からポリフェノールを豊富に摂取しておくことは決して損にはならないと考えます。

ポリフェノールと「腸内細菌叢（そう）－腸－脳軸」

最近の話題を追加いたします。パーキンソン病の遠因として、腸内細菌叢の特異的変容が指摘されています。まずWang Qらの報告を紹介します（文献99）。腸内細菌叢とその代謝産物は、神経炎症、バリア機能、神経伝達物質活性を調節することにより、パーキンソン病の発症に関与していることが示唆されています。

腸管神経系と中枢神経系との間には双方向のコミュニケーションがあり、腸内細菌叢－腸－脳軸（microbiota-gut-brain axis）はα-synの伝達経路を提供している可能性があります。

逆に言えば、パーキンソン病の新たな治療パラダイムにつながる可能性のある治療アプローチとして、食生活の改善、プロバイオティクス（善玉菌に相当する）とプレバイオティクス（善玉菌の栄養成分となる食品化合物）の利用、糞便微生物叢移植が注目されつつあるとのことです。

実際、日本も含め、いくつかの国でパーキンソン病患者への糞便微生物叢移植が始まっています。フィンランドのScheperjans Fらは、35〜75歳のホーン・ヤール病期Ⅰ〜Ⅲで、症状が軽度から中等度であり、糞便微生物叢の異常が認められる患者を対象として、臨床試験を行いました（文献100）。

しかし、腸内細菌叢の変化は顕著だったものの、統一パーキンソン病評価スケールでのスコアに有意な変化はありませんでした。

本著でたびたび登場するBraakの仮説を考慮し、また予防医学・未病医学の観点からすると、症状が出現するはるか以前に腸内細菌叢のバランスを改善することが望ましいのではないでしょうか。

話をポリフェノールに戻すと、実はポリフェノールが腸内細菌叢の組成バランスを調整すること、また腸内細菌叢がポリフェノールを生物学的に利用できる代謝産物に変換し、その生物学的利用能（バイオアベイラビリティ）を向上させることがわかってきています（文献101）。

パーキンソン病だけでなくアルツハイマー病や糖尿病などにも同じように、ポリフェノールと腸内細菌による相互の働きかけによる腸内環境の改善効果が期待されるようです。

第 5 章

数奇な研究者人生

私が医者になった理由(わけ)
―― 父を奪ったパーキンソン症候群

私の家は医家ではなく、父は園芸の仕事を自分で始め、地域の中で庭造りとその手入れを生業にしていました。私は高所恐怖症で登れませんが、父は高いところでも平気で登り、枝の剪定をするようないわゆる職人でした。私が医大に入り、卒業し、一人前の医師になることを誰よりも楽しみにしていました。口下手な父でしたが、北田家には医者は一人もいませんでしたので、合格したときは珍しく笑顔を見せてくれました。

その父が50歳を過ぎた頃、周りの者は何か異変を感じるようになりました。時々尿失禁するようになり、また顔に傷をつけて帰るようになりました。本人は枝で擦ったというのですが、どうも転倒しているようでした。

この頃は「まだそんな齢じゃないでしょ」などと私たちも冗談を言っていたのですが、それが最初の徴候だったようです。出来の悪い医学生には初期での診断などできるはずもありませんでした。

その後症状は進み、仕事ができないくらい病勢も進みました。大学病院で受けた診断はシャイ・ドレーガー症候群（Shy-Drager Syndrome）[32]と呼ばれるパーキンソン症候群を示す本

32）シャイ・ドレーガー症候群（Shy-Drager Syndrome）：多系統萎縮症は、自律神経、小脳、錐体外路などを構成する神経細胞群が変性していく神経変性疾患で、そのうち病初期から尿失禁や失神などの自律神経障害が主症状となるもの。

当に珍しい神経難病でした。

パーキンソン病薬の効果はあまり期待できず、高度に自律神経が障害されるため、少し起き上がっただけでも失神し、また褥瘡を作りやすいという特徴のある難病でした。

父は私が卒業する年に亡くなりました。亡くなった日は卒業試験の最中でしたが、その日家族は私が動揺することを心配して知らせず、翌日母から電話をもらい「お父さんね、死んじゃった」と一言。しばらく無言が続いたのを今でも鮮明に覚えています。

私は自分の診断力のなさ、知識のなさ、無力さをつくづく感じました。これが私が脳神経内科を選択した理由です。そして、そのトレーニングに最適の場を探し、東京のお茶の水へ行く決心をしました。

職人で力強かった父が50代で寝たきりになり、腰にザックリと大きな褥瘡を作って、看護師さんの手当てを受けていた姿は今でも忘れません。

キックアウト
—— 心機一転、夢の国で

私が日本の大学で研究をしていた当時、A氏とB氏という人物がいました。B氏はその後、パーキン遺伝子の発見者として、この分野で確かな地位を築きました。

パーキンの研究では深い研究力を持ってその真の働きを解明

しなければなりません。パーキンの研究のすそ野は広く、世界中に研究者がおり、使われた研究費は数十億では済まないからです。

私自身は研究先から大学医局に戻ったものの、研究から隔離され、A氏から「5年でも6年でもXX病院に行ってくれないか」と、研究者として不要と言明されたのです。これは私だけではありませんでした。

パーキン遺伝子単離を行ったオリジナル・メンバーは、その後数年内に皆医局を去ることになります。情熱を持ちながらも、誰も二度と研究に戻ることはありませんでした。血の粛清ならぬ、白い粛清です。

B氏は自分は流れに乗っているだけだと言い、自らが研究の中心になることを宣言しました。

B氏は、「(M先生が)遺伝子同定のための連鎖解析に多額の研究費を費やしている、教室は予算不足に陥り研究費の無駄遣いだ」と言うような人で、M先生とは取っ組み合いのケンカ寸前までいくような険悪な間柄でした。

遺伝子発見の論文は有名なNature誌に採択されましたが、B氏が一部の実験に加わったので、私は彼が論文の3番目のオーサーになれるよう努めたり、可能な限りプロジェクトで引き上げたりするようにしました。しかし、結果として裏切られることになったのです。それまで、彼は研究での不遇を嘆いていたのに、です。

その後、私にその伊豆にある関連病院への転勤辞令が正式に下りました。私はお礼奉公を終えたら大学をやめ、海外へ研究の場を移すことを決心しました。

転勤から3年後、私は希望したノックアウト・マウス（特定の遺伝子を潰したマウス・モデル）の研究で有名なハーバード大学のJie Shen博士へ電子メールを送り、博士研究員としてパーキンソン病の研究を再開できることになりました。

伊豆を去る前日、不運と屈辱の中で命を落とした源頼家の墓を訪れ、研究再開とパーキンの真の働きの解明を誓いました。

B氏は後年、彼の著書の中で、「人間万事塞翁が馬」と自らの遅咲き人生を語っていましたが、当時の彼の仕打ちから（教授の利害とも一致しているので、抗（こう）することはできない）、そのような言葉で自分の人生転機を表現するのはいかがなものかと思います。

また、その強引さは彼の研究面にも表れ、その後のパーキンの研究は根拠のない「高度溜まり病」説が四半世紀近く世界を席巻することになります。

A氏もB氏も、私をキックアウトしたところで何の支障もないと判断したのです。

しかし私は、「ここで研究を諦めたら、パーキンの真の姿は永遠に迷宮入りになるかもしれない」と思いました。だからこそ諦めることはできなかったのです。人は誰でも夢を追う権利、家族を幸せにし、また家族と幸せになる権利がある。だからこそ彼らとは二度と研究で関わらないことを決意しました。

四半世紀経った今振り返ると、現世利益は薄かったものの、彼らの研究に関わらなかったことは、研究者として正しい選択だったと信じています。
「人間万事塞翁が馬」を私自身が実感したのは、研究者としてはとっくに終わってしまっている年齢である還暦を過ぎてからです。やっと、自分のやりたいことを異国の地の小さなラボに助けられ、始めることができたのです。

巻き込まれた騒動
―― パワハラ事件で契約解除

私には決意したことがありました。それは、どんな状況であってもパーキンの研究を絶対やめない、諦めないこと。名付け親であり、発見者の一人としてのプライドと義務感からです。
見えない蓄積病の謎解きは、しがらみも忖度(そんたく)もない私でなければ、おそらく容易にはできないであろうという予感です。
私の研究人生は裏切られてばかりでした。
日本では地方の関連病院に出向が決まり、研究人生の終わりを告げられました。
ハーバード大学に移り、マウス・モデルで研究成果を上げ、2010年にカナダに自分のやりたい研究をするため移りましたが、またしても裏切られました。
独立のための準備としてグラント（研究費）を獲得し、パーキンの真の原因をつかみながらも、ラボ内で起きたPhD学生へのパワー・ハラスメント事件に巻き込まれ、丸裸で追い出されそうになったのです。

そのラボの女子PhD志願者は中国から希望を胸に来加していました。ただ、テーマはどう考えてもPhDを取れるようなものではなさそうでした。PhD取得は無理なので、修士ならあげることができると大学から言われたらしいのです。彼女はすでに中国で修士を取っているのでひどく落胆していました。

その大学のPhDコース脱落の方針に対し、私も救済嘆願書を他の人たちと一緒に提出したのが、ラボのボスであるS博士には気にくわなかったようでした。

彼女についた弁護士の方針で、私と彼女とのやりとりのメールまでもS博士のアカデミック（またはパワー）・ハラスメントの証拠の一つとして提出され、大学からS博士へは筒抜けでした。

彼女は休日もラボに来て過大な実験要求に耐えていました。彼女は弁護士を通じ、PhDコースに戻れるよう、嘆願書をたくさん集め提出したのでした。この種のハラスメントは万国共通であることを学びました。

事の詳細はこれ以上述べませんが、もう一つ大きな出来事が同時に起こりました。

私のデータの中で特別目を引くものがありました。それはパーキンがミトコンドリア内で産生される酸化ストレス・過酸化水素と直接反応し、あっという間にこれを消去するという、単純ながら今後の新しいパーキンの働きを示す、おもしろい実験結果でした。そして誰もやらなかった実験であり、逆転の発想でした。

これまでの仮説からはパーキンの主役はE3リガーゼであり、酸化され失活することは不利益だと考えられていました。しかし、酸化還元分子ととらえれば、パーキンは酸化ストレスを除去するという重要な役割を果たしているといえるのです。

どうしても、このデータがほしい人物がいました。それは「S博士」で、彼から突然契約更新解除を言い渡されました。それはいいとしても、研究所の管理者に事前にメールや書面を送り、退職後も私自身の研究にそのすべてのデータを使ってよいという確約をもらっていたにもかかわらず、契約終了後その管理者が突然豹変し、データを使用することはまかりならんと言われたのです。

日本での悪夢を再現したくなかった私は、今回ばかりは弁護士を通じて闘うことを決めました。結局、2年かかりましたが私がデータを使用し発表する権利を勝ち取りました。その後、再び研究浪人となります。

絶体絶命の中、2018年、中東の仲間が手を差し伸べてくれることになります。しかし、それでもパーキン研究の道のりは容易ではありませんでした。何度も研究は中断しました。

まるで異端者
―― 学会で古巣と熾烈な論争

それは私の人生の中でもかなり不可解な学会発表でした。

201X年、年1回開かれる学会総会が五月晴れの日に開かれました。演題プログラムを見ると、私の発表の直後が、まさに古巣の研究チームによる発表で、題目はパーキンのマウス・モデルの解析結果でした。

驚いたのは発表者と共同研究者の数でした。たった2人、ラボでパーキンのマウス・モデルの研究を推進していた医局員と教授のみです。大学の研究室では多くの人員が関わり、共著者が多くなる傾向があります。マウスの解析では、筆頭演者と責任著者（=教授）だけとは、極めて珍しいケースといえるでしょう。

そのアブストラクト（要約）にも驚きました。

肝心の結果があえて伏せられているとしか思えないのです。当日議論するとの趣旨でした。こうした書き方は稀ではありません。例えば、結果がいまだ出ていなくても、発表日までに間に合わせたいとき、このような表現にすることはあり得ます。しかし、その前の文脈を見ると、いかにも自信があり、これまでの結果と異なる結論がありそうなことを示唆しているのです。

いかにも私の発表を意識し、パーキンの欠失でもミトコンドリアの蓄積など起こらないという私の主張は間違いだとガツンと指摘するかのような文面で、発表内容は実際にそうでした。

実は、これには伏線があります。前年の総会での発表です。この筆頭発表者と私の口演発表は、奇しくも同じセッションでした。

ここで私は2点を強調しました。まずパーキン遺伝子の発見について、遺伝子変異を発表したのは1998年のNature誌ですが、遺伝子構造は1997年に私を含め、3人の研究者が連名で新規の（パーキンソン病）遺伝子として、parkinの遺伝子名で遺伝子バンク（GenBank）に登録をしている、と述べました。

さらに、山村安弘博士らにより、1970年代初頭からパーキンの臨床病理研究が始まっており、50年近く経ち、病理報告も他の遺伝性パーキンソン病に比べ豊富にあるにもかかわらず、異常蛋白質（パーキンの基質）や異常ミトコンドリアの蓄積などの報告はない、と発言しました。

古巣の研究チームは、120週マウスという超高齢パーキン遺伝子欠失マウス（ヒトでは100歳をはるかに超え奇跡的にサバイバルした年齢といえます）では中脳黒質の神経細胞死が見られ、小さいが有意差を持って欠失マウスに異常ミトコンドリアが蓄積していたと発表し、マイトファジー（ミトコンドリアのオートファジー）の異常であることを宣言したのでした。

まず先陣を切って私が「なぜ、そのようなわずかな差なのか？」と質問し、ミトコンドリアの寿命と細胞内の数からいって考えにくいと申し上げました。ミトコンドリアは1つの細胞に数百から数千あり、寿命はわずか7～10日に過ぎないのです。

パーキンが異常ミトコンドリアをユビキチン化しマイトファジーを誘導する本質な役割を担い、その欠失がこれを障害するならば、1週間のうちに何千と異常ミトコンドリアが溜まっていくはずです。120週もしたら、それこそ無数の異常ミトコンドリアが見られるはずです。

発表者には意外な質問だったのか、答えはいただけませんでした。彼らの仮説の中に、こうしたミトコンドリアの基礎的知識はなかったようです。

その他にも比べたマウスの数や検査方法に他者から質問があり、母集団の数が少ないとの指摘もありました。最後にセッションの司会者が責任著者（教授）に意見を求めましたが、首を横に振り、そこですべては終わったのです。

余談ですが、その後このマウスの論文は、他の2つの協同研究施設を含め7人の連名で出版されています。この超高齢マウスの異常ミトコンドリアの蓄積は、一般的に（In generalと表現）、マイトファジーの欠落で起こると結論しています。しかし、それまでの約2年間、パーキンなしでどうやって異常ミトコンドリアが処理されてきたのか、残念ながら議論されておりませんでした。

対決
―― 因縁の相手と真っ向対決

さて、月日は流れ、B氏はパーキンソン病遺伝子発見者を名乗り、高名教授として栄華を誇り、年に1度の総会（その分野で最も大きな学会）を202X年に主催するまでになりました。

学会の主催は定年前の花道となることが多く、前半に学会長記念講演／基調講演を行うのが慣例です。コロナ渦の影響もあり、学会場かウェブサイトを通じての学会参加および発表が企画されました。私たちは後者のウェブでの発表を選びました。

今回の私たちの演題は、私が20年以上前にクローニングした遺伝子の機能についてで、当時の原因論の主流となっていたB氏らの学説に、真っ向から相対する研究成果でした。

この遺伝子産物は膜電位を失い劣化した異常ミトコンドリアになると、PINK1と呼ばれる別のパーキンソン病遺伝子産物であるミトコンドリア内蛋白が外面に表出し、遺伝子産物を「リクルート」するというものです（図1-B)。彼らの言う「リクルート」とはどういう意味なのでしょうか？

おそらく、意図を持って積極的に異常ミトコンドリアに集結させるということだと思われます。しかし、どういう機序なのか曖昧なままなのです。

人工的に細胞内で大量発現させた遺伝子産物が、極めて迅速に、どうやって離れたところから異常ミトコンドリアを認識し集積するのか、遺伝子構造からはまったく想像できないのです。果たして電位変化をどの部位で、どれくらいの距離まで離れていても認識できるのでしょうか。

私たちは、この遺伝子産物がそのような形で目的を持って異常ミトコンドリアに集積するのではなく、この異常ミトコンドリアから一挙に漏れ出る過酸化水素（H_2O_2）という中心的酸化ストレスを周辺のパーキンが迎え撃つように反応し、ミトコンドリアに不溶性となり沈着することを報告しました（図1-C）（文献37、68)。

さて、以下はB氏の基調講演の一部の抜粋要約です。「XX

大学の故S先生の門を叩きまして、XX遺伝子ライブラリー（S先生グループの開発した、系統的に作製され、迅速に目的の巨大遺伝子配列を持ったベクターを同定できる遺伝子ライブラリー）を使うことにより、パーキン遺伝子単離がうまくいくと、直接私がお願いに上がりました。そして遺伝子が単離され……」。ここは、あまりにもあっさりしていました（研究室繁栄の最も重要な発見のはずですが）。

全ゲノム解読プロジェクトが開始されたばかりの遺伝子単離の大変な時代、少数メンバーで昼夜を徹し、6番染色体長腕の数百万塩基対まで追い込み（当時これ自体が大変なこと、この基調講演者は一切関わっていません）、連鎖解析に成功したM先生の名前はなく、そして巨大遺伝子の単離同定を行った私の名前もありませんでした。

「パーキン遺伝子単離がうまくいくと、直接私がお願いに上がりました」とも述べていましたが、パーキンの名は、後年の1997年に登録した私たちが遺伝子をクローニングした際に名付けたものです。

臨床医として
―― 父との約束と生きざま

2015年から、研究の場を求めながら、日本でのバイト（＝スポット・アルバイト）医師としての生活が始まりました。

オタワの「S博士」とのバトルのきっかけとなる突然の解雇

通知書が送られてから、自分の研究データを守るため、日本で医師としてのバイトをしながら、家族はオタワに残り、妻が私たちの弁護士と密に連絡を取りながら対応することになりました。

私は月に1回の割合でオタワに戻り、日本で生活費を稼ぐという、二重の生活が始まりました。こうした生活が習慣となった後、2018年に完全に日本へ帰国しましたが、この超フリーランスの医業が今も続いています。

年間100カ所近い医療機関にお世話になっています。外来、健診、訪問診療、寝当直、二次救急レベルの救急外来、発熱外来、脳神経内科のコンサルテーションと多種多様の業務をさせていただいています。

私の本業は、主に外国の研究室を対象にしたパーキンソン病「研究」専門のコンサルタントです。パーキンソン病専門の研究コンサルタントは世界初（で最後）ではないかと自負しています。今のところ、その国のラボの研究費獲得と論文発表に安定して貢献しています。

仕事柄、毎月何人かの方々の、お看取りをさせていただいています。お看取りのときほど、緊張する瞬間はありません。この方の人生はどのようなものだったのでしょうか。皆山あり谷あり、ゆっくりとお休みくださいと心でつぶやきます。

人が召されるとき、金持ちも貧乏人もない、偉いも、そうでないもありません。もう少し超フリーランスを続けようかと思います。今、自分のやりたかった研究を異国の地の仲間たちとうまくやっています。これでいい。親父との約束も守れるかもしれません。

おわりに

私は研究者としては、やりたいことの10分の１も、いや100分の１もできなかったというのがホントの気持ちです。それでも、一つのことを追い、何とか目標を達成できただけでも研究者として幸せなのかもしれません。

正直、眠れない夜が二十数年続きましたが、本書を上梓し、何やら気持ちに整理がついた気がします。それでも、研究は生涯現役で、何らかの形で次代への応援ができたらと考えています。

幸い、中東のUAEという国の小さなラボが絶体絶命のピンチに手を差し伸べてくださいました。私にとって奇跡であり、やはり、パーキンの真の姿を解明することは天命だったのだと悟ったのです。

「はじめに」で少々カッコつけたことを申しましたが、本当のところは、このままじゃ人生終われないという執着と、このままではパーキンの真実（＝治療法確立）が永久に迷宮入りになるのでないかという強い危機感があります。私たちの生きている時代に、もう少し何とかならないかという強い危機感です。

本書を読んで、よし一丁やってやろうという研究者が一人でも現れてくれたら、本書上梓の目的は達したといってもよいでしょう。

また、私たちのパーキンの仮説から、ミトコンドリアから漏れ出る酸化ストレスがパーキンソン病やアルツハイマー病、癌、炎症、糖尿病、その他生活習慣病の予防に関与している可能性を理解していただける方々や、これを処理する［酸化還元分子（グルタチオンがベストと考えます）＋ミトコンドリアへの特異的デリバリー・システム］開発に興味のあるあらゆる方々と一緒に研究させていただける機会があることを期待したいと思います。

Parkin/PINK１ pathwayを主張するグループは、異常ミトコンドリアの蓄積などヒトの組織にないことを、これまでの学会での舌戦からも、百も承知のはずです。このままでは根治療法開発は絶望的です。ゴリ押しや逃げ得はもはや許されません。

発見者を名乗る人たちは、最後まで責任を持ち、最大の疑問に関し、患者様に納得のいく説明をすべきでしょう。「すべては患者さんのために」という金言をもう一度銘記してほしいのです。

躊躇はあったものの、本気でこの拙著の出版をしようという気持ちを後押ししてくれた３つの出来事があります。最後にぜひ紹介させてください。

１つは、この原稿をポツポツと書き始めた頃、古巣の医局の脳神経内科医師が迷惑防止法違反で逮捕されたテレビ映像を目にしたことです。体の前で手錠をかけられた彼の顔は大きなマスクでほとんど隠れていたものの、あの眼光を忘れることはで

きません

彼の公判が、その年の4月に開かれましたが、朝日新聞と有名な裁判ウオッチャー氏のブログがそれぞれ被告側の証人である後輩医師の発言を紹介しています。

前者には「被告が事件を起こしたと聞き信じられなかったが、気になっていたことがあった。被告は10年ぐらい前から抑えがきかない食べ方で、過食気味だった。病院内で成果を常にあげなければならないというプレッシャーがあったと思う」、後者には「競争が激しくプレッシャーを皆感じています。研究論文を出して研究費を確保しなければならず、特に助教授から准教授になる30代が最も大変だと思います」といった内容が掲載されました。

逮捕された医師はパーキンの病理も担当していましたが、どのようなストレスを抱えて病院での日々を送っていたのでしょうか。なぜ、パーキンのミトコンドリア病理だけは発表しないのか聞いてみたいと思っていたのですが。

医局を飛び出し早々にフリーになり、自分のやりたいことを始めた私自身の選択は、ある意味間違っていなかったのかもしれないと私も感じ、そして、妻もそう言うのでした。

内部での競争が激しいほど、研究者は有意なデータを出して、より多くの論文を発表したいというはやる気持ちになりがちです。しかし、その誘惑を断ち切っていかねばならないのです。おかしいと思ったら、振り返ったり、少し戻って冷静に深く考えたりすることも必要です。

２つ目は、オートファジーに関する書籍の中に書かれたある驚愕の記述を目にしたことで、これは何とかしなければならないと思ったのです。

本文中で「(パーキンの) 発見者名」を挙げていますが、せめて当時の２人の教授の名前かと思いきや、別の人物の名前が紹介されているのです。それだけならまだしも、本書図１-Bで示した仮説、すなわちオートファジー不全で損傷ミトコンドリアが神経細胞にどんどん蓄積していくことが、あたかも事実のように記載されているのです。誰もそれを見たことはないはずなのにです。

おそらく著者はパーキン遺伝子発見の経緯や、パーキン機能に関する論争をご存じないものと察します。

しかし、読者は不特定多数の医学に精通していない方々がほとんどで、患者脳へのミトコンドリアの異常蓄積を信じてしまうことでしょう。証明されていない仮説がすでに事実として紹介されているのです。読んだ患者や患者家族がどう思うでしょうか。

もし、Parkin/PINK1仮説を医学的に証明できないのであれば、この仮説はパーキンソン病研究史最大のフェイクとなります。その場合、患者様に根拠のない理不尽な不安を持たせないこと、もしあれば払拭することが最優先事項となるでしょう。

仮説が正しいというならば、病理学的あるいは組織学的に患者様に異常ミトコンドリア蓄積があることを明示すべきで、複数患者の検体を持っているのなら、すぐにでも開始できる話です。

アルツハイマー病ならタウ蛋白と老人斑、孤発型パーキンソン病ならばレビー小体、ミトコンドリア脳筋症なら異常ミトコンドリアの蓄積と証明できるはずです。このままでは、真の原因、正しい治療法は永遠にもたらされないでしょう。このままではいけません。

最後は、IV期の癌に冒された森永卓郎氏が命をかけて、忖度のために長い間公にならなかった不祥事や事件について書いた著書を読んだことです。これが私の抑えていた心を、最後にグッと突き動かすこととなりました（文献102）。おかしいと思いながらも、正面切って何も反論しないパーキンソン病領域の研究者たちの忖度。

日本発の偉業とされる領域であり、タブー視されてはいますが、私は四半世紀に及ぶ「見えない高度蓄積病」説というパンドラの箱をあえてこじ開ける決心をしたのです。今日（いま）、やっと真実の確信が持てたのです。

追記：本著発刊準備中に森永卓郎氏が令和７年１月にご逝去されました。経済アナリストとして最期の日まで精力的に発信を続けられ、その生き様は多くの人々に感動と勇気を与えてくださいました。心より哀悼の意を表します。

巻末付録１：実験開始日のノート

1996年１月12日、未曽有のパーキンソン病原因遺伝子ハン

96'. 1. 12(金)　　1

☆ 305によるBACの一次スクリーニング

total [10λ] の系

template	1μl (1ng)	94°C	5min
10×buffer	1μl	⇨ 94	30s ⎤
dNTP	0.35μl	50	30s ⎬ 35cycle
305 Primer-S	0.1μl	68	30s ⎦
305 Primer-AS	0.1μl	68	5min
H_2O	7.45μl		
Enzyme	0.1μl (1/100量)		

ティングに向けた記念すべき実験開始の日（原本は慶應義塾大学分子生物学教室・清水信義教授所有）

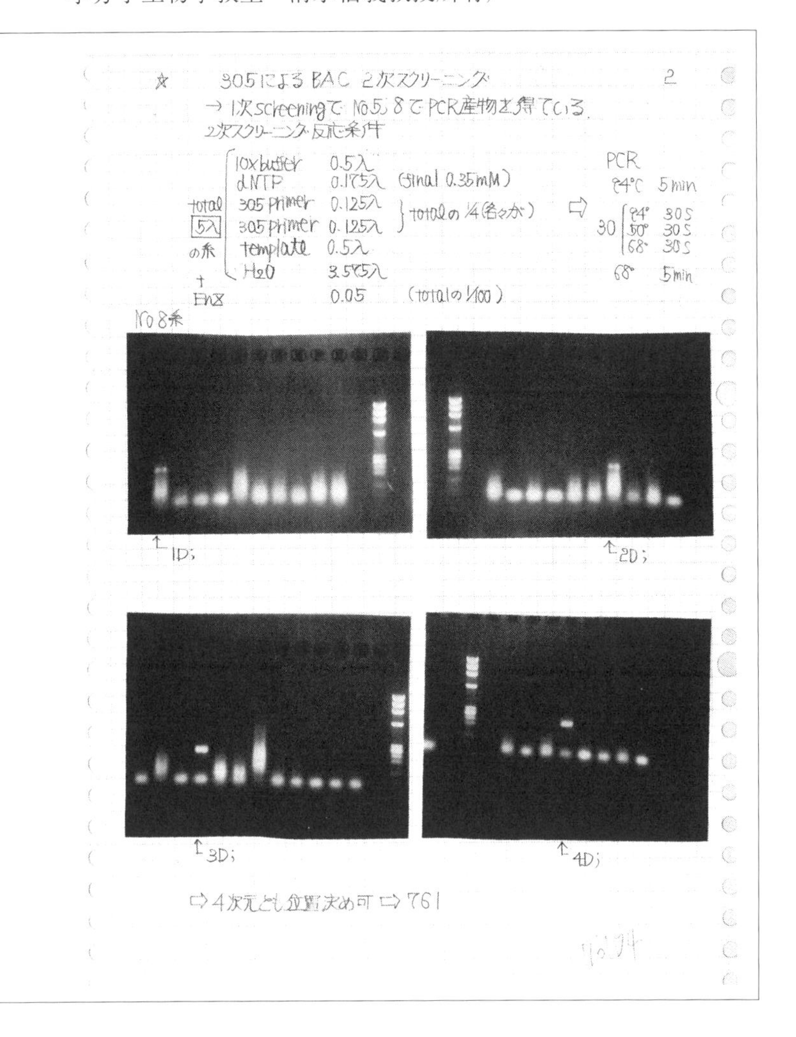

巻末付録２：パーキン年表

1973年	山村らにより､初めて特徴的な臨床像を示す常染色体劣性遺伝型パーキンソン病（AR-JP）の家系が報告される（文献27） AR-JP: Autosomal Recessive Juvenile Parkinsonism
1993年	AR-JPの最初の脳病理所見が報告され、レビー小体を伴わない黒質神経細胞の喪失が観察される（文献61）
1997年	6番染色体長腕のAR-JP遺伝子のクローニングがなされ、3人の研究者の連名で遺伝子情報がGenBank（遺伝子バンク）に正式に登録される。Kitadaの発案によってparkinと名付けられる（GBアクセス番号AB009973） 公式なparkin遺伝子の発見の年となる
1998年	多くの臨床家との連携により、parkin遺伝子の変異がNature誌に報告される（文献22）
2000年	パーキン蛋白が、ユビキチン・プロテアソーム系のE3ユビキチンリガーゼとして報告される（文献29）
2004年	別の常染色体劣性遺伝型パーキンソン病遺伝子PINK1が発見される（文献24）
2005年	ドパミンがドパミン産生細胞内でパーキンと共有結合し、その過程でパーキンは不溶化が進み、E3機能が不活性化されると報告される（文献103）

2006年	PINK1遺伝子を欠損したショウジョウバエもparkin同様の表現型を示したが、parkinの過剰発現により、PINK1欠損による欠落症状は回復したことが報告される（文献104）
2008年	パーキン蛋白が膜電位が低下した欠陥のあるミトコンドリアに局在し、マイトファジーと呼ばれる自食作用で処理されたことが報告される（文献105）
2010年	パーキン蛋白が欠陥のあるミトコンドリア上でPINK1によってリクルートされ、外膜上の蛋白質をユビキチン化し、マイトファジーを誘導することが報告される（文献32、33）
2011年	パーキンのシステイン・リッチ領域の酸化が、そのE3リガーゼ活性を低下させ、パーキン蛋白の凝集に寄与することが報告される（文献106）
2016年	パーキン蛋白が過酸化水素と直接反応し、それを除去することが報告される（文献77）
2023年	パーキン蛋白がミトコンドリアから漏出した過酸化水素と反応し、ミトコンドリア上でパーキン蛋白の自己凝集と自己ユビキチン化を引き起こすことが報告される（文献37）

参考文献

1 平山正明「パーキンソン病と腸内細菌」（p80-84） NEUROINFECTION 27巻１号 2022年

2 Polymeropoulos MH et al., Mutation in the alpha-synuclein gene identified in families with Parkinson's disease. Science. 1997：276（5321）：2045-7.

3 Spillantini MG et al., Alpha-synuclein in Lewy bodies. Nature. 1997：388（6645）：839-40.

4 Braak H et al., Staging of brain pathology related to sporadic Parkinson's disease. Neurobiol Aging. 2003：24（2）：197-211.

5 Hawkes CH et al., Parkinson's disease：a dual-hit hypothesis. Neuropathol Appl Neurobiol. 2007：33（6）：599-614. doi：10.1111/j.1365-2990.2007.00874.x.

6 Siderowf A et al., Parkinson's Progression Markers Initiative. Assessment of heterogeneity among participants in the Parkinson's Progression Markers Initiative cohort using α-synuclein seed amplification：a cross-sectional study. Lancet Neurol. 2023：22（5）：407-417. doi：10.1016/S1474-4422（23）00109-6.

7 Kim TW et al., TNF-NF-κB-p53 axis restricts in vivo survival of hPSC-derived dopamine neurons. Cell. 2024：187（14）：3671-3689.e23. doi：10.1016/j.cell.2024.05.030.

8 Parkinson J, An essay on the shaking palsy. 1817. J Neuropsychiatry Clin Neurosci. 2002：14（2）：223-36；discussion 222. doi：10.1176/jnp.14.2.223.

9 Walusinski O, Jean-Martin Charcot and Parkinson's disease：Teaching and teaching materials. Rev Neurol（Paris）. 2018：174（7-8）：491-505. doi：10.1016/j.neurol.2017.08.005.

10 Kuhlenbeck H, In memoriam Frederic H. Lewey [In memory of Frederic H. Lewey]. Arch Psychiatr Nervenkr Z Gesamte Neurol Psychiatr. 1951：186（1）：i-ii. German. doi：10.1007/BF00696000.

11 柿本泰男、佐野輝「パーキンソン病患者脳におけるドーパミンの減少の発見の歴史」（パーキンソン病：診断と治療の進歩Ⅰ．歴史的背景3.）日本内科学会雑誌 83：533-538 1994年

12 Carlsson A et al., On the presence of 3-hydroxytyramine in brain. Science. 1958：127：471.

13　佐野勇「錐体外路系の生化学」神経研究の進歩 5：42　1960年

14　Ehringer H, Hornykiewicz O, Ver teilung von Noradrenalin and Dopamin in Gehirndes Menschen and ihr verhalten bei Erkrankungen des extrapyramidalen Systems. Klin Wschr. 1960：38：1236-1239.

15　Birkmayer W, Hornykiewicz O, The effect of L-3,4-dihydroxyphenylalanine（=L-DOPA）on akinesia in Parkinsonism, Wien Klin. Wochenschr. 1960：38：1236-1239.

16　Cotzias GC, L-Dopa for Parkinsonism. N Engl J Med. 1968：278（11）：630. doi：10.1056/nejm196803142781127.

17　https://mckakinoki.jp/archives/584
「ラングストン先生の発見」メディカルクリニック柿の木坂（閲覧日：2024/11/5）

18　永津俊治「天然アミン神経毒 とパーキンソン病」化学と生物 Vol. 40, No. 2　2002年

19　Langston JW et al., Chronic Parkinsonism in humans due to a product of meperidine-analog synthesis. Science. 1983：219（4587）：979-80. doi：10.1126/science.6823561.

20　Gusella JF et al., A polymorphic DNA marker genetically linked to Huntington's disease. Nature. 1983：306（5940）：234-8. doi：10.1038/306234a0.

21　A novel gene containing a trinucleotide repeat that is expanded and unstable on Huntington's disease chromosomes. The Huntington's Disease Collaborative Research Group. Cell. 1993：72（6）：971-83. doi：10.1016/0092-8674（93）90585-e.

22　Kitada T et al., Mutations in the parkin gene cause autosomal recessive juvenile parkinsonism. Nature. 1998：392（6676）：605-8. doi：10.1038/33416.

23　Bonifati V et al., Mutations in the DJ-1 gene associated with autosomal recessive early-onset parkinsonism. Science. 2003：299（5604）：256-9. doi：10.1126/science.1077209.

24　Valente EM et al., Hereditary early-onset Parkinson's disease caused by mutations in PINK1. Science. 2004：304（5674）：1158-60. doi：10.1126/science.1096284.

25　Nagakubo D et al., DJ-1, a novel oncogene which transforms mouse NIH3T3 cells in cooperation with ras. Biochem Biophys Res Commun. 1997：231（2）：509-13. doi：10.1006/bbrc.1997.6132.

26 Unoki M, Nakamura Y, Growth-suppressive effects of BPOZ and EGR2, two genes involved in the PTEN signaling pathway. Oncogene. 2001：20（33）：4457-65. doi：10.1038/sj.onc.1204608.

27 Yamamura Y et al., Paralysis agitans of early onset with marked diurnal fluctuation of symptoms. Neurology. 1973：23（3）：239-44. doi：10.1212/wnl.23.3.239.

28 https://www.thermofisher.com/jp/ja/home/communities-social/NEXT-Forum/Interview/interview-vol2.html 「パーキン遺伝子発見とその名前にかけた想い」Thermo Fisher Scientific（閲覧日：2024/11/5）

29 Shimura H et al., Familial Parkinson disease gene product, parkin, is a ubiquitin-protein ligase. Nat Genet. 2000：25（3）：302-5. doi：10.1038/77060.

30 Madsen DA et al., Interaction between Parkin and α-Synuclein in PARK2-Mediated Parkinson's Disease. Cells. 2021：10（2）：283. doi：10.3390/cells10020283.

31 Kitada T et al., Accumulation of Parkin aggregates in both depolarized mitochondria and Lewy bodies. 第65回日本神経学会学術大会 2024年

32 Narendra DP et al., PINK1 is selectively stabilized on impaired mitochondria to activate Parkin. PLoS Biol. 2010：8（1）：e1000298. doi：10.1371/journal.pbio.1000298.

33 Matsuda N et al., PINK1 stabilized by mitochondrial depolarization recruits Parkin to damaged mitochondria and activates latent Parkin for mitophagy. J Cell Biol. 2010：189（2）：211-21.

34 https://www.ncbi.nlm.nih.gov/nuccore/AB009973
Homo sapiens parkin mRNA for Parkin, complete cds National Library of Medicine（閲覧日：2024/11/5）

35 Jin SM et al., Mitochondrial membrane potential regulates PINK1 import and proteolytic destabilization by PARL. J Cell Biol. 2010：191（5）：933-42.

36 McWilliams TG et al., Basal Mitophagy Occurs Independently of PINK1 in Mouse Tissues of High Metabolic Demand. Cell Metab. 2018：27（2）：439-449.e5. doi：10.1016/j.cmet.2017.12.008.

37 Ardah MT et al., Parkin Precipitates on Mitochondria via Aggregation and Autoubiquitination. Int J Mol Sci. 2023：24（10）：9027. doi：10.3390/ijms24109027.

38 Palacino JJ et al., Mitochondrial dysfunction and oxidative damage in parkin-deficient mice. J Biol Chem. 2004：279（18）：18614-22.

39 Noda S et al., Loss of Parkin contributes to mitochondrial turnover and dopaminergic neuronal loss in aged mice. Neurobiol Dis. 2020：136：104717. doi：10.1016/j.nbd.2019.104717

40 Lebovitz RM et al., Neurodegeneration, myocardial injury, and perinatal death in mitochondrial superoxide dismutase-deficient mice. Proc Natl Acad Sci U S A. 1996：93（18）：9782-7.

41 Gautier CA et al., Loss of PINK1 causes mitochondrial functional defects and increased sensitivity to oxidative stress. Proc Natl Acad Sci U S A. 2008：105（32）：11364-9.

42 Luk KC et al., Intracerebral inoculation of pathological α-synuclein initiates a rapidly progressive neurodegenerative α-synucleinopathy in mice. J Exp Med. 2012：209（5）：975-86.

43 Uemura N et al., Inoculation of α-synuclein preformed fibrils into the mouse gastrointestinal tract induces Lewy body-like aggregates in the brainstem via the vagus nerve. Mol Neurodegener. 2018：13（1）：21. doi：10.1186/s13024-018-0257-5.

44 Merghani MM et al., Dose-related biphasic effect of the Parkinson's disease neurotoxin MPTP, on the spread, accumulation, and toxicity of α-synuclein. Neurotoxicology. 2021：84：41-52.

45 Park SC et al., Functional characterization of alpha-synuclein protein with antimicrobial activity. Biochem Biophys Res Commun. 2016：478（2）：924-8.

46 D Magalhães J et al., Intestinal infection triggers mitochondria-mediated α-synuclein pathology：relevance to Parkinson's disease. Cell Mol Life Sci. 2023：80（6）：166. doi：10.1007/s00018-023-04819-3.

47 Monti B et al., Alpha-synuclein protects cerebellar granule neurons against 6-hydroxydopamine-induced death. J Neurochem. 2007：103（2）：518-30.

48 Liu X et al., Alpha-synuclein functions in the nucleus to protect against hydroxyurea-induced replication stress in yeast. Hum Mol Genet. 2011：20（17）：3401-14.

49 Schaser AJ et al., Alpha-synuclein is a DNA binding protein that modulates DNA repair with implications for Lewy body disorders. Sci Rep. 2019：9（1）：10919. doi：10.1038/s41598-019-47227-z.

50 Chen V et al., The mechanistic role of alpha-synuclein in the nucleus：

impaired nuclear function caused by familial Parkinson's disease SNCA mutations. Hum Mol Genet. 2020：29（18）：3107-3121.

51 Hashimoto M et al., alpha-Synuclein protects against oxidative stress via inactivation of the c-Jun N-terminal kinase stress-signaling pathway in neuronal cells. J Biol Chem. 2002：277（13）：11465-72.

52 Ait Wahmane S et al., The Possible Protective Role of α-Synuclein Against Severe Acute Respiratory Syndrome Coronavirus 2 Infections in Patients With Parkinson's Disease. Mov Disord. 2020：35（8）：1293-1294.

53 Beatman EL., Alpha-Synuclein Expression Restricts RNA Viral Infections in the Brain. J Virol. 2015：90（6）：2767-82.

54 Massey AR, Beckham JD. Alpha-Synuclein, a Novel Viral Restriction Factor Hiding in Plain Sight. DNA Cell Biol. 2016：35（11）：643-645.

55 Jo T et al., Influence of Parkinsonism on outcomes of elderly pneumonia patients. Parkinsonism Relat Disord. 2018：54：25-29.

56 Xiao W et al., Late stages of hematopoiesis and B cell lymphopoiesis are regulated by α-synuclein, a key player in Parkinson's disease. Immunobiology. 2014：219（11）：836-44.

57 山極勝三郎、市川厚一「癌腫ノ人工的發生ニ就テ」（p249-290）癌　第10巻第4号　日本癌学会　1916年

58 J Fibiger, Untersuchungen über eine nematode（spiroptera sp. n.）und deren fähigkeit, papillomatöse und carcinomatöse geschwulstbildungen im magen der ratte hervorzurufen. Journal of Cancer Research and Clinical Oncology. 1913：13（2）：217-280.

59 Hitchcock CR, Bell ET, Studies on the nematode parasite, Gongylonema neoplasticum（spiroptera neoplasticum）, and avitaminosis A in the forestomach of rats：comparison with Fibiger's results. J Natl Cancer Inst. 1952：12（6）：1345-1387.

60 Warren JR, Marshall BJ, Unidentified curved bacilli on gastric epithelium in active chronic gastritis. The lancet. 1983：321（8336）：1273-1275.

61 Yamamura Y et al., [Early-onset parkinsonism with diurnal fluctuation--clinical and pathological studies]. Rinsho Shinkeigaku. 1993：33（5）：491-6. Japanese.

62 Serdaroglu P et al., Parkin expression in muscle from three patients with autosomal recessive Parkinson's disease carrying parkin mutation. Acta Myol. 2005：24（1）：2-5.

63 Hanagasi HA et al., Mitochondrial pathology in muscle of a patient with a novel parkin mutation. Int J Neurosci. 2009：119（10）：1572-83.

64 van der Merwe C et al., Mitochondrial impairment observed in fibroblasts from South African Parkinson's disease patients with parkin mutations. Biochem Biophys Res Commun. 2014：447（2）：334-40.

65 Tokarew JM et al., Age-associated insolubility of parkin in human midbrain is linked to redox balance and sequestration of reactive dopamine metabolites. Acta Neuropathol. 2021：141（5）：725-754.

66 Yamamura Y et al., Clinical, pathologic and genetic studies on autosomal recessive early-onset parkinsonism with diurnal fluctuation. Parkinsonism Relat Disord. 1998：4（2）：65-72.

67 Takanashi M et al., Iron accumulation in the substantia nigra of autosomal recessive juvenile parkinsonism（ARJP）. Parkinsonism Relat Disord. 2001：7（4）：311-314.

68 Kitada T et al., History of Parkinson's Disease-Associated Gene, Parkin：Research over a Quarter Century in Quest of Finding the Physiological Substrate. Int J Mol Sci. 2023：24（23）：16734. doi：10.3390/ijms242316734.

69 Yamaguchi A et al., Identifying Therapeutic Agents for Amelioration of Mitochondrial Clearance Disorder in Neurons of Familial Parkinson Disease. Stem Cell Reports. 2020：14（6）：1060-1075.

70 Denison SR et al., Characterization of FRA6E and its potential role in autosomal recessive juvenile parkinsonism and ovarian cancer. Genes Chromosomes Cancer. 2003：38（1）：40-52.

71 Cesari R et al., Parkin, a gene implicated in autosomal recessive juvenile parkinsonism, is a candidate tumor suppressor gene on chromosome 6q25-q27. Proc Natl Acad Sci U S A. 2003：100（10）：5956-61.

72 Fujiwara M et al., Parkin as a tumor suppressor gene for hepatocellular carcinoma. Oncogene. 2008：27（46）：6002-11.

73 Poulogiannis G et al., PARK2 deletions occur frequently in sporadic colorectal cancer and accelerate adenoma development in Apc mutant mice. Proc Natl Acad Sci U S A. 2010：107（34）：15145-50.

74 Veeriah S et al., Somatic mutations of the Parkinson's disease-associated gene PARK2 in glioblastoma and other human malignancies. Nat Genet. 2010：42（1）：77-82.

75 Gong Y et al., Pan-cancer genetic analysis identifies PARK2 as a

master regulator of G1/S cyclins. Nat Genet. 2014：46（6）：588-94.

76 Zhang C et al., Parkin, a p53 target gene, mediates the role of p53 in glucose metabolism and the Warburg effect. Proc Natl Acad Sci U S A. 2011：108（39）：16259-64.

77 Kitada T et al., Parkin, Parkinson disease gene product, directly reduces hydrogen peroxide（mitochondrial oxidant）, and forms dimerization reversibly. Int J Latest Res Sci. Technol. 2016：5：1-3.

78 Zhao RZ et al., Mitochondrial electron transport chain, ROS generation and uncoupling（Review）. Int J Mol Med. 2019：44（1）：3-15.

79 Hauser RA et al., Randomized, double-blind, pilot evaluation of intravenous glutathione in Parkinson's disease. Mov Disord. 2009：24（7）：979-83.

80 Mischley LK et al., Phase IIb Study of Intranasal Glutathione in Parkinson's Disease. J Parkinsons Dis. 2017：7（2）：289-299.

81 Wang HL et al., Potential use of glutathione as a treatment for Parkinson's disease. Exp Ther Med. 2021：21（2）：125. doi：10.3892/etm.2020.9557.

82 深井有『水素分子はかなりすごい　生命科学と医療効果の最前線』光文社　2017年

83 Yoritaka A et al., Pilot study of H_2 therapy in Parkinson's disease：a randomized double-blind placebo- controlled trial. Mov Disord. 2013：28（6）：836-9.

84 https：//kaken.nii.ac.jp/ja/grant/KAKENHI-PROJECT-15K09360/
「水素水飲水によるパーキンソン病に対する多施設共同無作為化2重盲検試験」KAKEN（閲覧日：2024/11/5）

85 Yoritaka A et al., Randomized double-blind placebo-controlled trial of hydrogen inhalation for Parkinson's disease：a pilot study. Neurol Sci. 2021：42（11）：4767-4770.

86 Hirayama M et al., Inhalation of hydrogen gas elevates urinary 8-hydroxy-2'-deoxyguanine in Parkinson's disease. Med Gas Res. 2019：8（4）：144-149.

87 https：//center6.umin.ac.jp/cgi-open-bin/ctr/ctr_view.cgi?recptno=R000021483
臨床試験登録（閲覧日：2024/11/5）

88 Monti DA et al., N-Acetyl Cysteine Is Associated With Dopaminergic Improvement in Parkinson's Disease. Clin Pharmacol Ther. 2019：106

(4)：884-890.

89 https://classic.clinicaltrials.gov/ct2/show/NCT04459052（閲覧日：2024/11/5）

90 柳澤厚生『グルタチオン点滴でパーキンソン病を治す』株式会社G.B.

91 Watanabe S et al., Sigma-1 receptor maintains ATAD3A as a monomer to inhibit mitochondrial fragmentation at the mitochondria-associated membrane in amyotrophic lateral sclerosis. Neurobiol Dis. 2023：179：106031. doi：10.1016/j.nbd.2023.106031.

92 Oki R et al., Efficacy and Safety of Ultrahigh-Dose Methylcobalamin in Early-Stage Amyotrophic Lateral Sclerosis：A Randomized Clinical Trial. JAMA Neurol. 2022：79（6）：575-583.

93 Takahashi J, iPS cell-based therapy for Parkinson's disease：A Kyoto trial. Regen Ther. 2020：13：18-22.

94 https://www.amed.go.jp/pr/2018_seikasyu_04-03.html
「iPS細胞を用いたパーキンソン病に対する細胞移植治療の医師主導治験がスタート」国立研究開発法人日本医療研究開発機構（閲覧日：2024/11/5）

95 Filograna R et al., PARKIN is not required to sustain OXPHOS function in adult mammalian tissues. NPJ Parkinsons Dis. 2024：10（1）：93. doi：10.1038/s41531-024-00707-0.

96 Ardah MT et al., Ellagic Acid Prevents Dopamine Neuron Degeneration from Oxidative Stress and Neuroinflammation in MPTP Model of Parkinson's Disease. Biomolecules. 2020：10（11）：1519. doi：10.3390/biom10111519.

97 Ardah MT et al., Ellagic Acid Prevents α-Synuclein Aggregation and Protects SH-SY5Y Cells from Aggregated α-Synuclein-Induced Toxicity via Suppression of Apoptosis and Activation of Autophagy. Int J Mol Sci. 2021：22（24）：13398. doi：10.3390/ijms222413398.

98 Radwan N et al., Ellagic Acid Prevents α-Synuclein Spread and Mitigates Toxicity by Enhancing Autophagic Flux in an Animal Model of Parkinson's Disease. Nutrients. 2023：16（1）：85. doi：10.3390/nu16010085.

99 Wang Q et al., The role of gut dysbiosis in Parkinson's disease：mechanistic insights and therapeutic options. Brain. 2021：144（9）：2571-2593. doi：10.1093/brain/awab156.

100 Scheperjans F et al., Fecal Microbiota Transplantation for Treatment of Parkinson Disease：A Randomized Clinical Trial. JAMA Neurol.

2024 Sep 1；81（9）：925-938. doi：10.1001/jamaneurol.2024.2305.

101 Wang X at al., Dietary Polyphenol, Gut Microbiota, and Health Benefits. Antioxidants（Basel）. 2022：11（6）：1212. doi：10.3390/antiox11061212.

102 森永卓郎『書いてはいけない――日本経済墜落の真相』フォレスト出版　2024年

103 LaVoie MJ et al., Dopamine covalently modifies and functionally inactivates parkin. Nat Med. 2005：11（11）：1214-21. doi：10.1038/nm1314.

104 Clark IE et al., Drosophila pink1 is required for mitochondrial function and interacts genetically with parkin. Nature. 2006：441（7097）：1162-6. doi：10.1038/nature04779.

105 Narendra D et al., Parkin is recruited selectively to impaired mitochondria and promotes their autophagy. J Cell Biol. 2008：183（5）：795-803. doi：10.1083/jcb.200809125.

106 Meng F et al., Oxidation of the cysteine-rich regions of parkin perturbs its E3 ligase activity and contributes to protein aggregation. Mol Neurodegener. 2011：6：34. doi：10.1186/1750-1326-6-34.

〈著者紹介〉
北田 徹（きただ とおる）
Otawa-Kagaku Neuroscience
パーキンソン病研究専門コンサルタント
神経内科専門医

パーキンソン病の真実
～ある脳神経内科医の確信～

2025年4月22日 第1刷発行

著　者　　北田 徹
発行人　　久保田貴幸

発行元　　株式会社 幻冬舎メディアコンサルティング
〒151-0051　東京都渋谷区千駄ヶ谷4-9-7
電話　03-5411-6440（編集）

発売元　　株式会社 幻冬舎
〒151-0051　東京都渋谷区千駄ヶ谷4-9-7
電話　03-5411-6222（営業）

印刷・製本　中央精版印刷株式会社
装　丁　　弓田和則

検印廃止

Printed in Japan
ISBN 978-4-344-69249-7 C0047
幻冬舎メディアコンサルティングＨＰ
https://www.gentosha-mc.com/